Rebekka Schröter

Peter Krukenberg - Leben und Werk

Rebekka Schröter

Peter Krukenberg - Leben und Werk

Wozu braucht ein Doctor Amüsement - seine Kranken sind sein Amüsement

Südwestdeutscher Verlag für Hochschulschriften

Impressum / Imprint
Bibliografische Information der Deutschen Nationalbibliothek: Die Deutsche Nationalbibliothek verzeichnet diese Publikation in der Deutschen Nationalbibliografie; detaillierte bibliografische Daten sind im Internet über http://dnb.d-nb.de abrufbar.
Alle in diesem Buch genannten Marken und Produktnamen unterliegen warenzeichen-, marken- oder patentrechtlichem Schutz bzw. sind Warenzeichen oder eingetragene Warenzeichen der jeweiligen Inhaber. Die Wiedergabe von Marken, Produktnamen, Gebrauchsnamen, Handelsnamen, Warenbezeichnungen u.s.w. in diesem Werk berechtigt auch ohne besondere Kennzeichnung nicht zu der Annahme, dass solche Namen im Sinne der Warenzeichen- und Markenschutzgesetzgebung als frei zu betrachten wären und daher von jedermann benutzt werden dürften.

Bibliographic information published by the Deutsche Nationalbibliothek: The Deutsche Nationalbibliothek lists this publication in the Deutsche Nationalbibliografie; detailed bibliographic data are available in the Internet at http://dnb.d-nb.de.
Any brand names and product names mentioned in this book are subject to trademark, brand or patent protection and are trademarks or registered trademarks of their respective holders. The use of brand names, product names, common names, trade names, product descriptions etc. even without a particular marking in this works is in no way to be construed to mean that such names may be regarded as unrestricted in respect of trademark and brand protection legislation and could thus be used by anyone.

Coverbild / Cover image: www.ingimage.com

Verlag / Publisher:
Südwestdeutscher Verlag für Hochschulschriften
ist ein Imprint der / is a trademark of
AV Akademikerverlag GmbH & Co. KG
Heinrich-Böcking-Str. 6-8, 66121 Saarbrücken, Deutschland / Germany
Email: info@svh-verlag.de

Herstellung: siehe letzte Seite /
Printed at: see last page
ISBN: 978-3-8381-3582-3

Zugl. / Approved by: Halle, MLU, Diss., 2010

Copyright © 2013 AV Akademikerverlag GmbH & Co. KG
Alle Rechte vorbehalten. / All rights reserved. Saarbrücken 2013

Referat und bibliograpische Beschreibung

Peter Krukenberg (1787-1865), Professor der Pathologie und Therapie an der halleschen Universität sowie Direktor der Medizinischen Klinik, gehörte um die Mitte des neunzehnten Jahrhunderts zu den führenden Klinikern in Deutschland. Seine Hauptwirkung entfaltete er in seiner 1816 gegründeten ambulatorischen Klinik.

Im Mittelpunkt der Dissertation steht die Frage nach der Notwendigkeit einer zusätzlichen ambulatorischen Klinik in Halle, deren Errichtung, Finanzierung und Ausstattung. Es wird der Frage nachgegangen, woher unterstützende Stimmen kamen, von welcher Seite ablehnende. Wichtig ist aber auch, den Nutzen dieser Institution für die Patienten, die Stadt Halle und die Universität und ihre Studenten zu betrachten. Eine Großzahl armer Kranker konnte auf ambulanter Ebene kostenlos medizinisch versorgt werden. Zusätzlich ermöglichte die Klinik Krukenberg die praktische Ausbildung der bisher rein theoretisch ausgebildeten Studenten. Der praxisnahe Unterricht in der Ambulanz sowie im Haus der Patienten machte Krukenberg über die Grenzen Preußens bekannt. Zusätzlich soll beantwortet werden, welcher diagnostischen Mittel Krukenberg sich bediente, welche therapeutischen Mittel Einsatz fanden und wie diese in den zeitlichen Kontext einzuordnen waren. Nicht unbeachtet bleibt in der Arbeit seine Tätigkeit als Dekan und seine Stellung gegenüber den anderen Mitgliedern der Medizinischen Fakultät.

Grundlagen der Arbeit sind eine intensive Sichtung und Auswertung umfangreichen Archivgutes im Geheimen Staatsarchiv Preußischer Kulturbesitz Berlin, im Stadt- und Universitätsarchiv Halle sowie in den Sondersammlungen der Universitätsbibliothek Halle. Außerdem erfolgte ein gründliches Studium der bisher veröffentlichten Sekundärliteratur.

Das Archivmaterial gibt Aufschluss über die Tätigkeit Krukenbergs als Leiter der ambulatorischen Klinik, als Lehrer sowie als Dekan und Mitglied der Medizinischen Fakultät. Biographische Daten wurden Tauf- und Trauregistern sowie zwei Denkschriften ehemaliger Schüler entnommen. Gedruckte Primärquellen berichten über Entstehung, Organisation und Fortgang der ambulatorischen Klinik. Reaktionen auf die Tätigkeit Krukenbergs und seine Publikationen finden sich in Fachzeitschriften der damaligen Zeit. Weitere gedruckte Quellen lieferten den geschichtlichen Rahmen zu den zusammengestellten Ergebnissen und ermöglichten deren Einordnung.

Schröter, Rebekka: Peter Krukenberg (1787-1865) – Leben und Werk.
Halle, Univ., Med. Fak., Diss. 146 Seiten, 2010

Peter David Krukenberg

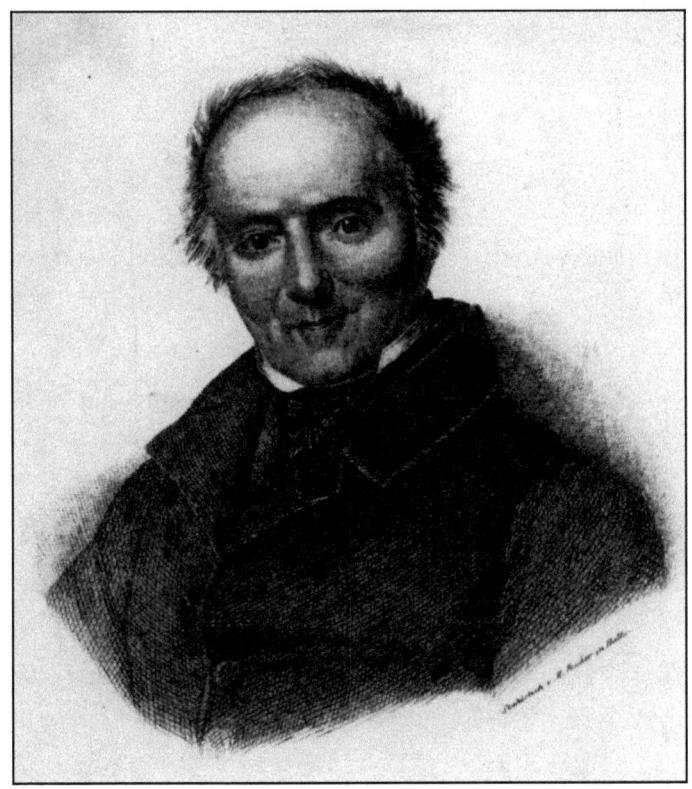

Abb.1 Porträt Peter Krukenbergs

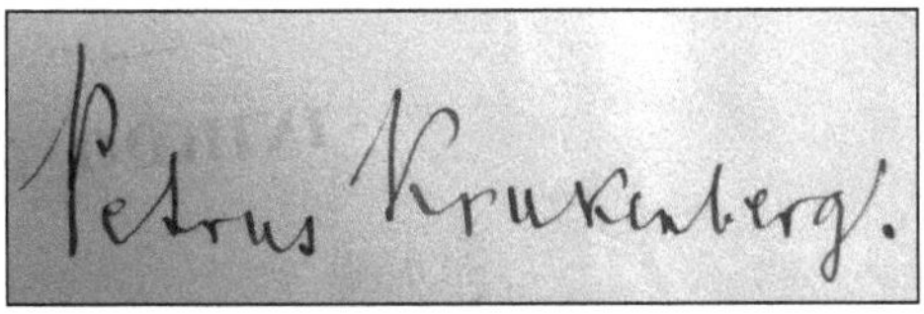

Abb.2 Krukenbergs Unterschrift, 1836

Inhaltsverzeichnis

1	Einleitung und Zielsetzung	1
2	Kindheit und Jugend	5
2.1	Elternhaus und Schulzeit	5
2.2	Studium in Göttingen	11
2.3	Die Berliner Zeit unter Reil und Heim	12
3	Im Lützowschen Freikorps	15
3.1	Die Befreiungskriege	15
3.2	Krukenberg beim Militär	17
4	Erste Jahre in Halle und Tätigkeit als Hochschullehrer	17
4.1	Zur Situation der Stadt Halle und der Universität nach den Befreiungskriegen	17
4.2	Außerordentliche Professur und erste interimistische Leitung der Medizinischen Klinik	20
4.3	Krukenbergs Verbindung mit Auguste Reil	26
5	Die ambulatorische Klinik zu Halle	30
5.1	Berufung Nasses zum Direktor der Medizinischen Klinik und Gründung der ambulatorischen Klinik	30
5.2	Versorgung bedürftiger Kranker in Halle und Errichtung eines Vereins zur Krankenpflege verdienter hallescher Einwohner	37
5.3	Die Einrichtung der Krukenbergschen ambulatorischen Klinik	46
5.4	Theorien, Methoden, Techniken und klinischer Unterricht	55
5.5	Die Schüler Krukenbergs	74
6	Direktion der Medizinischen Klinik und ordentliche Professur	79
6.1	Ernennung zum ordentlichen Professor und Berufung zum Direktor der Medizinischen Klinik	79
6.2	Der Neubau am Domplatz	84
7	Die Jahrbücher der ambulatorischen Klinik zu Halle	89

8	Krukenbergs Stellung an der Halleschen Medizinischen Fakultät	106
8.1	Die Hallesche Universität und Medizinische Fakultät	106
8.2	Mitglieder der Medizinischen Fakultät zu Krukenbergs Zeiten	110
8.3	Auseinandersetzungen der Mitglieder untereinander	117
8.4	Krukenberg als Dekan	131
8.5	Rücktritt von den Ämtern	138
9	Letzte Lebensjahre	140
9.1	Lebensabend	140
9.2	Ehrungen und Goldenes Jubiläum	143
9.3	Krankheit und Tod	146
10	Zusammenfassung	148
11	Quellen	152
11.1	Ungedruckte Quellen	152
11.2	Gedruckte Quellen und Literatur	157
11.3	Digitale Quellen	170
12	Abbildungsverzeichnis	172
13	Anlagen	174
13.1	Transkription der Ernennungsurkunde zum außerordentlichen Professor	174
13.2	Transkription der Approbationsurkunde	175
13.3	Transkription der Ernennung zum ordentlichen Professor und Direktor der Medizinischen Klinik	176
13.4	Transkription der Ernennungsurkunde zum Geheimen Medizinalrat	177
14	Thesen	178
	Danksagung	182

Abkürzungsverzeichnis

GStA	Geheimes Staatsarchiv Preußischer Kulturbesitz, Berlin
NLA	Niedersächsisches Landesarchiv
SAH	Stadtarchiv Halle
UAG	Universitätsarchiv Göttingen
UAH	Universitätsarchiv Halle
ULB	Universitäts- und Landesbibliothek Halle

1 Einleitung und Zielsetzung

Peter Krukenberg, geboren 1787 in Königslutter, wurde nach erfolgreichem Medizinstudium an der Universität Göttingen, einer lehrreichen Zeit unter Reil und Heim in Berlin und nach militärärztlichem Dienst im Lützowschen Freikorps im Jahr 1814 zum außerordentlichen Professor an die Universität Halle berufen, um hier auch kommissarisch die Leitung der Medizinischen Klinik zu übernehmen. Nach Wiederbesetzung der ordentlichen Professur und Direktion der Klinik durch Christian Friedrich Nasse errichtete Krukenberg im Jahr 1816 eine ambulatorische Klinik in seinem Privathaus in der Brüderstraße. Nachdem Nasse 1819 Halle wieder verlassen hatte, dauerte es fast drei Jahre, bis Krukenberg ordentlicher Professor und Leiter der universitären Medizinischen Klinik wurde. Bis dahin unterhielt er seine gut besuchte ambulatorische Klinik, in der zahlreiche Kranke, die durch die Koalitionskriege gegen Frankreich verarmt waren, kostenlos versorgt wurden. Diese medizinische Betreuung konnte nur gewährleistet werden, weil die Patienten größtenteils durch die Studenten Krukenbergs besucht und ambulant behandelt wurden. Die Finanzierung der ambulatorischen Klinik erfolgte teils durch den Staat, teils durch Spendengelder wohlhabender Bürger der Stadt. Zusätzlichen Nutzen durch diese Art der medizinischen Betreuung hatten die Studierenden. Bisher vorwiegend theoretisch ausgebildet, hatten sie nun durch die praktische Tätigkeit die Möglichkeit, an Patienten und konkreten Fällen zu lernen. Ab 1822, dem Jahr der Ernennung Krukenbergs zum ordentlichen Professor und Direktor der Medizinischen Klinik, vereinigten sich die ambulatorische und die universitäre Klinik unter Krukenbergs Leitung. Krukenberg hat während seiner fast vierzigjährigen Tätigkeit fast jeden Tag der Klinik gewidmet, daher wurde von einem seiner Schüler der Ausspruch „Wozu braucht ein Doktor Amüsement, seine Kranken sind sein

Amüsement" veröffentlicht. Tatsächlich soll er auf Wochenenden ebenso verzichtet haben wie auf Urlaub und Reisen.

Diese fortwährende praktische Tätigkeit und deren Zeitaufwand begründen wahrscheinlich, warum Krukenberg wissenschaftlich nicht hervortrat. Nach Aufforderung des Ministeriums der geistlichen, Unterrichts- und Medizinalangelegenheiten in Berlin veröffentlichte er 1820 und 1824 die beiden Bände der „Jahrbücher der ambulatorischen Klinik zu Halle".

Krukenberg war aber nicht nur Armenarzt, klinischer Lehrer und Herausgeber der „Jahrbücher". Als Professor der Medizinischen Fakultät hatte er auch Vorlesungen über Pathologie und Therapie zu halten und ab 1834 jeweils für ein halbes Jahr das Dekanat zu leiten.

Zu Anfang des neunzehnten Jahrhunderts gab es zahlreiche Auseinandersetzungen zwischen den Mitgliedern der Medizinischen Fakultät. Besonders bekannt sind die Streitigkeiten zwischen Krukenberg und den Anatomen Meckel und d'Alton. Schwierigkeiten gab es auch zwischen Krukenberg und dem Chirurgen Weinhold.

Über Peter Krukenberg erschienen kurz nach dessen Tod zwei Denkschriften ehemaliger Schüler[1], die sowohl biographische Daten und Beschreibungen seiner Persönlichkeit als auch Einschätzungen seiner Lehrtätigkeit und klinischen Wirksamkeit wiedergeben. Zu Geburts- und Todestagen wurde in kurzen Beiträgen an Krukenberg erinnert, ansonsten rückte Krukenberg, wie andere Mediziner seiner Zeit, erst wieder ab Mitte des zwanzigsten Jahrhunderts in das Interesse der Öffentlichkeit. Damals wurden v. a. kurze Überblicke über sein Leben und Wirken herausgegeben.[2] Aber auch die Entstehung der ambulatorischen Klinik und der

---

[1] Vgl. Barriés (1866) und Hauck (1867).
[2] Vgl. Frese (1944) und Eulner (1959 b).

darin erteilte Unterricht wurden betrachtet[3], ebenso der ständige Streit mit den Anatomen um die Leichen zur Sektion[4] und die Bewertung des begutachtenden Gesandten des Berliner Ministeriums[5]. Nach dem Fund von Kollegbüchern eines ehemaligen Studenten Krukenbergs auf dem Dachboden der ehemaligen I. Medizinischen Klinik wurden Auszüge aus diesen und eine geschichtliche Einordnung dazu publiziert.[6] Den meisten dieser Arbeiten ist gemeinsam, dass keine oder keine konkreten Angaben der Primärquellen erfolgten. Zusätzlich wurden in den letzten zwanzig Jahren mehrere Arbeiten veröffentlicht, die sich mit Leben und Wirken hallescher Mediziner, welche zeitgleich wie Krukenberg lebten und mit ihm Kontakt hatten. Hier klangen v. a. wieder die Auseinandersetzungen der Fakultätsmitglieder an.[7]

Eine umfassende Arbeit über das Leben und Wirken Peter Krukenbergs, insbesondere über die von ihm errichtete ambulatorische Klinik, wurde bisher nicht veröffentlicht. Wesentliches Ziel der vorliegenden Arbeit ist es daher, über die Entstehung der Klinik, deren Finanzierung, Organisation und Fortgang, aber auch über die medizinische Versorgung der Armen und die praktische Ausbildung der Studenten zu informieren. Weiterhin soll ausgeführt werden, wie viele Kranke behandelt wurden, welche Krankheiten damals vorherrschten, welcher Diagnostika sich Krukenberg bediente und welche Therapien verordnet wurden.
Darüber hinaus soll dargestellt werden, warum es nach dem Weggang Nasses noch einmal fast drei Jahre dauerte, bis Krukenberg die vakante ordentliche Professur für Pathologie und Therapie sowie die Direktion der Medizinischen Klinik erhielt. Erwähnt werden sollen in diesem

---

[3] Vgl. Kaiser; Piechocki (1968).
[4] Vgl. Piechocki (1965), Viebig (2002) und Stukenbrock (2001).
[5] Vgl. Koch (1965 a).
[6] Vgl. Mampel (1969).
[7] Vgl. u. a. Volkert (1999), Schwarz (2000) und Zwiener (2004).

Zusammenhang auch die räumlichen Verhältnisse der damaligen universitären Klinik, die Notwendigkeit eines Neubaus, die Umstände, unter denen dieser bewilligt worden ist und die Errichtung der neuen Medizinischen Klinik.

Ein weiterer Schwerpunkt der Arbeit sind die zahlreichen Auseinandersetzungen zwischen den Mitgliedern der Medizinischen Fakultät zu Beginn des neunzehnten Jahrhunderts. Die Streitigkeiten zwischen Krukenberg und Meckel um die zu sezierenden Leichen, zwischen Krukenberg und Weinhold wegen der Behandlung chirurgischer Fälle durch Krukenberg sowie zwischen Meckel und Dzondi aufgrund gegenseitiger Verleumdungen führten letztlich dazu, dass ein Abgesandter des Ministeriums nach Halle reisen musste, um ein Gutachten über die Fakultät und deren Mitglieder zu erstellen und Verbesserungsmöglichkeiten zu prüfen.

Für die Arbeit wurde neben der bisher erschienenen Literatur zur Geschichte der Medizinischen Fakultät in der ersten Hälfte des neunzehnten Jahrhunderts eine große Zahl ungedruckter Quellen gesichtet und ausgewertet. Die verwendeten Briefe, Berichte und andere Dokumente befinden sich im Geheimen Staatsarchiv Preußischer Kulturbesitz Berlin sowie im Universitätsarchiv und Stadtarchiv Halle. Als gedruckte Quellen dienten die erwähnten „Jahrbücher der ambulatorischen Klinik zu Halle" (1820 und 1824), die Rechenschaftsberichte des Vereins hallescher Bürger im „Hallischen patriotischen Wochenblatt" sowie die Darstellungen ehemaliger Schüler Krukenbergs.

2 Kindheit und Jugend

2.1 Elternhaus und Schulzeit

Die Kindheit und Jugendzeit Peter Krukenbergs fiel in die Zeit der französischen Revolution sowie der ersten Koalitionskriege. Nach der Hinrichtung Ludwigs XVI. im Jahr 1793 übernahmen Revolutionäre die Macht und verkündeten die Gleichheit aller Franzosen. Um gegen die Verbreitung der französischen revolutionären Ideen und die Expansion der französischen Politik zu kämpfen, bildeten sich wechselnde Verbindungen, die sogenannten Koalitionen, unter den europäischen Mächten aus. Die Zeit der Kriege begann mit dem ersten Koalitionskrieg, der von 1792-1797 dauerte.[8]

Peter David Krukenberg wurde am 14. Februar 1787 in Königslutter, einer Stadt zwischen Braunschweig und Helmstedt geboren.[9]
In mehreren biographischen Lexika wurde ein falsches Geburtsdatum angegeben.[10] Auch in einer von Krukenberg in Latein verfassten Selbstbiographie gab dieser sein Geburtsjahr falsch an.[11] Daher wurden nun Einblicke in das Taufregister des Kirchenbuchs der Stadtkirche Königslutter genommen, um zu belegen, dass Peter Krukenberg am 14. Februar 1787 geboren wurde.[12]

---

[8] Vgl. Kinder et al. (2006), S. 295 ff. und Epkenhans (2008), S. 28 ff.
[9] „Am 15ten Febr. ließ der Apotheker Hr. Johann Jacob Krukenberg und dessen Ehefrau Johanne Elisabeth Lucie Spannuht einen den 14ten geb. Sohn taufen. [...] Das Kind heißt Peter David." Taufregister Stadtkirche Königslutter (1787), S. 117.
[10] U.a. in der Neuen Deutschen Biographie (Bd. 13) und in Hirschs Biographischem Lexikon der hervorragenden Aerzte aller Zeiten und Völker (1886) wurde der 12.02.1788 angegeben.
[11] Vgl. UAG Med. Prom. 1810 Krukenberg. Hier erscheint das Geburtsjahr 1788: „Ego Petrus Krukenberg natus sum Regiae Lutterae anno millisimo, septingentesimo octuagesimo octavo…".
[12] NLA, Staatsarchiv Wolfenbüttel, Sign.1 Kb Nr. 754, Taufregister 1787, S. 117.

Sein Vater, Johann Jakob Krukenberg, war Apotheker und Besitzer der Rats-Apotheke in Königslutter. Nachdem die Verstaatlichung der Apotheken, ein Versuch Herzog Carls I. von Braunschweig, seine Staatsfinanzen aufzubessern, sich als Misserfolg herausstellte, wurden die Apotheken wieder privatisiert und so kam es, dass im Jahre 1771 die Ratsapotheke in Königslutter „für 3500 Taler dem letzten Administrator Johann Jacob Krukenberg überlassen" wurde.[13] Zu dem neuen Eigentum gehörten das Wohn-, Brau- und Apothekenhaus einschließlich der Hintergebäude und des Hofraums, so dass davon auszugehen ist, dass Peter Krukenberg in dem Apothekerhaus, welches sich auch heute noch direkt am Marktplatz in Königslutter befindet, aufgewachsen ist.

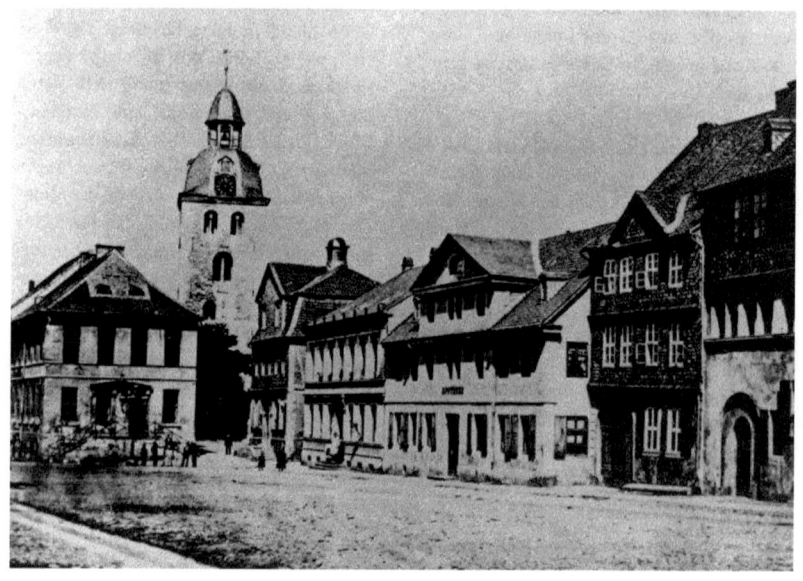

Abb.3 Marktplatz mit Rats-Apotheke in Königslutter (um ca. 1875)

---

[13] Vgl. Kwasniewski (1964), S. 19.

Über seinen Vater erfahren wir in den Jugenderinnerungen Krukenbergs aus dem Jahre 1855[14], dass der Sohn wenige Männer gekannt hat, die es dem Vater in Hinsicht auf „Herzensgüte, Rechtlichkeit, praktischen Verstand, Tüchtigkeit in seinem Fach, Heiterkeit des Gemüthes und in dem Geschick mit allen Menschen auf eine gute Weise zu verkehren, gleich gethan hätten".[15] Johann Jakob Krukenberg war insgesamt dreimal verheiratet, Peter stammte aus der zweiten Ehe.[16]

Seine Mutter Johanna Elisabeth Sophia, eine geborene Spannhuth und Tochter eines angesehenen Kaufmanns in Braunschweig, starb wenige Jahre nach der Geburt Peters jüngsten Bruders.[17]

Nach dem Tode der zweiten Ehefrau heiratete der Vater „wegen seiner noch unerzogenen Kinder und seines Geschäftes wegen" erneut. Er traf damit wohl eine gute Wahl, denn die Stiefmutter, die Tochter eines Gymnasialrektors aus Wolfenbüttel, war eine „herzensgute, liebevolle, sehr unterrichtete, gebildete und kluge Frau von heiterer Gemüthsart".[18]

Die Eltern, damit scheinen der Vater und sowohl die leibliche Mutter als auch später die Stiefmutter gemeint zu sein, „führten ihr Hauswesen sehr ordentlich und regelmäßig, zwar einfach, aber alles gut und reichlich."[19]

Peter hatte vier Geschwister, die aus der Ehe seines Vaters mit seiner Mutter Sophia hervorgingen und mindestens drei Geschwister aus der ersten und dritten Ehe des Vaters. Eine genaue Anzahl der Kinder aus erster Ehe ist nicht zu ermitteln, da Peter in seinen Jugenderinnerungen schreibt, dass er von den Kindern der ersten Ehe nur seine älteste Schwester gekannt habe.[20] Ob die anderen vorher verstorben oder zur Zeit

---

[14] Vgl. Jugenderinnerung, 1855 von Krukenberg verfasst, gedruckt in Hauck (1867), S. 5ff.
Gustav Hauck war einer der Schüler Krukenbergs, promovierte unter Krukenbergs Dekanat. Das Original dieser Jugenderinnerung war bisher nicht auffindbar.
[15] Hauck (1867), S. 5.
[16] Vgl. Hauck (1867), S. 6.
[17] Ebd.
[18] Ebd.
[19] Ebd, S. 5f.
[20] Ebd.

der zweiten Ehe bereits außer Haus waren, ist nicht überliefert. Die beiden Geschwister aus der dritten Ehe des Vaters starben früh.

Wie bereits erwähnt, sind aus der zweiten Ehe des Vaters vier Geschwister hervorgegangen. Der älteste Sohn, Friedrich Krukenberg, übernahm später die väterliche Apotheke. Auch der jüngste Sohn Heinrich studierte Pharmazie und wurde später Besitzer einer Apotheke in Jüllichau. Die beiden Schwestern, Charlotte und Johanna, heirateten einerseits einen Förster in Blankenburg, andererseits einen Kaufmann aus Königslutter. Die väterliche Apotheke befindet sich auch heute noch in Familienbesitz. Der älteste Bruder Peter Krukenbergs, Friedrich, starb bereits im Jahre 1861, dessen Sohn war zu diesem Zeitpunkt jedoch erst zwölf Jahre alt, so dass die Apotheke an den Schwiegersohn Friedrichs, Erich Lüddecke, überging. Kurz vor dessen Tod wiederum verkaufte dieser an seinen Schwiegersohn Sigismund Kwasniewski, der schon einige Jahre in der Apotheke mitgearbeitet hatte. Sigismund Kwasniewski gab die Apotheke weiter an seinen Sohn Viktor, den Autor des Buches über die Geschichte der Ratsapotheke in Königslutter.[21] Heute ist Stephan Kwasniewski, Sohn des Autors, der Besitzer dieser Apotheke am Marktplatz.[22]

Über seine Kindheit berichtete Peter Krukenberg, dass er bereits in jungen Jahren an den botanischen Exkursionen des Lehrlings seines Vaters teilnahm und dass es ihm „ein großes Vergnügen" bereitete, „fleißig in die Apotheke und in das Laboratorium zu gehen und die verschiedenen Arzneimittel und die Zubereitung derselben zu betrachten".[23] In der Freizeit unternahm er mit seinen Brüdern und Freunden Ausflüge an den nahen Elm und den Fluss Lutter, besuchte verschiedene Handwerker, um ihnen bei der

---

[21] Vgl. Kwasniewski (1964), S. 23ff.
[22] Freundliche Auskunft des jetzigen Besitzers der Rats-Apotheke, Stephan Kwasniewski.
[23] Hauck (1867), S. 7.

Arbeit zuzusehen und sich selbst im Handwerk zu versuchen oder bastelte u. a. Schreibzeuge, Spielzeug aus Holz oder Pappe und Geschenke.[24] Regelmäßig besuchte er mit seinen Eltern die Kirche, nahm an Sonntagnachmittagen an der Kirchenlehre teil und schrieb selbst kleine Predigten und Reden.[25] Königslutter war, wie aus der Selbstbiographie Krukenbergs[26] hervorgeht, lutherisch, so dass davon auszugehen ist, dass auch Peter in diesem Glauben erzogen wurde.

Eine Geschichte seiner Kindheit scheint Krukenberg in lebendiger Erinnerung geblieben zu sein, diese erwähnt er ebenfalls in den 1855 von ihm geschriebenen Jugenderinnerungen. Da das Apothekerhaus in Königslutter sehr zentral lag, wurde es von preußischen Herrschaften beim Durchritt nicht selten in Beschlag genommen, damit die Herrschaften sich umziehen und ihre Reise nach Braunschweig fortsetzen konnten. Als Peter sechs oder sieben Jahre alt war, kehrte der damalige Kronprinz, der spätere König Friedrich Wilhelm III., ein. „Dies Ereignis machte auf mich einen sehr lebhaften Eindruck. Ich konnte die galanten Offiziere und die schönen Degen derselben nicht genug betrachten", schrieb er. Auf die vom Kronprinzen an Peter gerichtete Frage, was er später werden wolle, antwortete er schnell: „ich will ein Preuße werden!".[27] Dieser Wunsch sollte später in Erfüllung gehen, König Friedrich Wilhelm III. wurde der Landesvater Krukenbergs und sollte 1837 die Urkunde zur Ernennung zum Geheimen Medizinalrat unterschreiben.[28]

Peter Krukenberg empfing seinen ersten Unterricht in der Bürgerschule seiner Vaterstadt. „Wir lernten in derselben ganz gut lesen, schreiben, rechnen und zeichnen, etwas Geographie und Geschichte und wurden in

---

[24] Vgl. Hauck (1867), S. 7.
[25] Vgl. ebd., S. 8.
[26] Vgl. UAG Med. Prom. 1810 Peter Krukenberg (1787-1865): Curriculum vitae.
[27] Hauck (1867), S. 8.
[28] Vgl. UAH Personalakte Peter Krukenberg Nr.10, SAH Familienarchiv Nr. 505 Peter Krukenberg: Kopie der Ernennungsurkunde zum Geheimen Medizinalrat.

der christlichen Religion unterwiesen"[29], erfahren wir aus den Jugenderinnerungen Krukenbergs. Zusätzlich wurde Peter in Latein und Geographie von einem Privatlehrer unterrichtet.[30] Mit neun Jahren ging er nach Braunschweig auf das Catharinen-Gymnasium, von wo er „mit dem rühmlichsten Zeugnisse im Juni 1805 entlassen wurde".[31]

Bereits 1804, noch als Primaner, ließ sich der 17-jährige Krukenberg in das Braunschweiger Collegium anatomico-chirurgicum aufnehmen.[32] In der eigens für Chirurgen und Hebammen errichteten Ausbildungsstätte wurden diese ab 1751 in Anatomie und Chirurgie unterrichtet, um deren Ausbildung nicht nur zu verbessern, sondern auch zu überwachen.[33] Neben Vorlesungen wurden auch praktische Übungen und Demonstrationen in der anatomischen Sammlung abgehalten, die im Theatrum anatomicum stattfanden.[34]

Nach Beendigung der Schulzeit, im Jahre 1805, trat Krukenberg in das Collegium Carolinum in Braunschweig ein. Das Bildungsangebot dieser Einrichtung, aus welcher später die Technische Universität Braunschweig hervorging, erstreckte sich von Vorlesungen über technische, naturwissenschaftliche und merkantile Fachgebiete, über Sprach- und Geisteswissenschaften bis zur Theologie und Chirurgie.[35] Krukenberg hörte, so in der lateinischen Selbstbiographie nachzulesen, über Altertumswissenschaften, Staatslehre und Geschichte, von Metallkunde und Physik, sowie über Naturgeschichte, Mathematik und Altphilologie.[36]

---

[29] Hauck (1867), S. 7.
[30] Vgl. Hauck (1867), S. 7.
[31] Barriés (1866), S. 4.
    Barriés war ebenfalls einer der Studenten Krukenbergs. Ein Jahr nach dem Tode Krukenbergs brachte er eine biographische Skizze heraus und wird als einziger Biograph häufig zitiert.
[32] Vgl. Barriés (1866), S. 4.
[33] Vgl. www.klinikum-braunschweig.de/524.0.html.
[34] Vgl. Beisswanger (2004), S. 128.
[35] Vgl. www.tu-braunschweig.de/wirueberuns/fakten/puv/carolinum.
[36] Vgl. UAG Med. Prom. 1810 Peter Krukenberg (1787-1865).

2.2 Studium in Göttingen

Im Jahr 1808 bezog Peter Krukenberg die Universität Göttingen, um hier Medizin zu studieren.[37] Über die Zeit seines Studiums erfahren wir in der Selbstbiographie, dass „Himly Pathologie, Heilkunde und Ophthalmologie" lehrte, über „akute und chronische Kranke" Richter sprach, über Geburtshilfe bei Osiander zu hören war und Anatomie und die „manuelle Chirurgie" bei Langenbeck zu lernen waren.[38] Des Weiteren beschäftigte sich Krukenberg als Studierender mit der englischen und französischen Sprache.[39] Als Resümee aus den Jahren seines Studiums schrieb er zum Schluss seines Curriculum vitae: „Mit heiliger Liebe habe ich für zwei Jahre über der heilbringenden Kunst gebrütet, aber vieles bleibt, was ich gezwungen bin, der zukünftigen Arbeit zu überlassen."[40]

Ein Abgangszeugnis oder auch nur ein Datum des Abgangs von der Universität lassen sich in den Akten des Universitätsarchivs Göttingen heute nicht mehr finden.[41]

Auch ist eine Dissertationsschrift, wie sie damals als Abschluss des dreijährigen Medizinstudiums üblich war, von Peter Krukenberg nicht auffindbar. Sein Biograph und Schüler Carl Barriés sowie ein weiterer Student Krukenbergs, Gustav Hauck, zitierten in ihren Denkschriften den Titel der Arbeit mit „de cancro bulbi oculi humani"[42] bzw. „Sistens annotada quaedam super cancro bulbi oculi humani"[43]. In den Akten zum Promotionsvorgang Krukenberg des Universitätsarchivs Göttingen findet sich allerdings ein Schreiben Krukenbergs vom 1. März 1810, in welchem er verspricht, "meine Dissertation: de cornea oculi humani, ehe ich die

---

[37] Matrikeleintrag im UAG: 4.4.1808, Peter Krukenberg, Königslutter, med., Vater: Apotheker in Königslutter.
[38] UAG Med. Prom. 1810 Peter Krukenberg (1787-1865).
[39] Vgl. UAG Med. Prom. 1810 Peter Krukenberg (1787-1865).
[40] UAG Med. Prom. 1810 Peter Krukenberg (1787-1865).
[41] Freundliche Auskunft des Archivars des UAG, Dr. Hunger.
[42] Barriés (1866), S. 4.
[43] Hauck (1867), S. 10.

hiesige Universitaet verlasse, also noch in diesem Jahre, an die medizinische Fakultaet abzuliefern".[44] Dass Krukenberg aber „auf der Universitaet zu Goettingen in Doctoren medicinae et chirurgiae promoviret" hat, belegt die im Universitätsarchiv Halle aufbewahrte Approbationsurkunde.[45]

2.3 Die Berliner Zeit unter Reil und Heim

Nach Abschluss seines Studiums wandte sich Peter Krukenberg 1811 an die neu eröffnete Universität Berlin und fand hier Anschluss an Johann Christian Reil und Ernst Ludwig Heim, die einen entscheidenden Einfluss auf seine weitere Entwicklung ausübten.[46] Krukenbergs „scharfer Blick" soll an Reils Auge erinnert haben,[47] manches im Auftreten Krukenbergs wiederum erinnerte wohl an den „trockenen Ton des alten Heim"[48].

Ein direkter Nachweis dieses Berliner Aufenthalts lässt sich heute nicht mehr erbringen. Allerdings muss davon ausgegangen werden, dass Krukenberg Johann Christian Reil kannte, da er später dessen Tochter Emilie Auguste heiratete. Dass es eine Verbindung zu Ernst Ludwig Heim gegeben haben muss, beweist einerseits seine Widmung des ersten Bandes seiner „Jahrbücher der ambulatorischen Klinik zu Halle" an Heim, andererseits die von Hauck erwähnten Grüße Heims an Krukenberg.[49]

Johann Christian Reil (1759-1813), aus Ostfriesland stammend, studierte in Halle Medizin und kehrte 1787 nach fünfjähriger praktischer Tätigkeit in Berlin und der ostfriesischen Stadt Norden nach Halle zurück, um hier an

---

[44] UAG Med. Prom. 1810 Peter Krukenberg (1787-1865), Blatt 5.
[45] UAH Personalakte Peter Krukenberg PA 43870, Nr. 4: Approbationsurkunde vom 25.03.1815.
[46] Vgl. Eulner (1959 b), S. 130
[47] Vgl. Hauck (1867), S. 13.
[48] Vgl. Eulner (1959 b), S. 130.
[49] „Heim als ich ihn das letzte Mal besuchte, gab mir auf den Weg: ‚Grüßen Sie den Krukenberg, er ist mein guter Freund'[…]" Hauck (1867), S. 38.

der Schola clinica tätig zu sein.[50] Reil hatte während seiner Hallenser Zeit großen Anteil an der Verbesserung des öffentlichen Gesundheitswesens und setzte sich für die unentgeltliche Versorgung der Armen ein.[51] Nach dem Vorbild des einstigen Collegium clinicum Halense von Johann Juncker wurden auch unter Reil arme Kranke, die um unentgeltliche medizinische Versorgung nachsuchten, durch Studenten und Assistenten untersucht und therapiert. Wegen dieser Art des für die damalige Zeit modernen, praktischen Unterrichts kamen viele Medizinstudenten und Absolventen nach Halle.[52] Die Patienten der Schola clinica konnten aber nur ambulant versorgt werden, da eine stationäre Einrichtung bisher nicht verfügbar war. Daher war es ein glücklicher Umstand, dass Reil 1789 zusätzlich das Stadtphysikat übernehmen konnte.[53] In dieser Funktion hatte er das städtische Lazarett in der Vorstadt Glaucha und die Armenpraxis zu versorgen. So nahm er die Studierenden von der universitätseigenen Ambulanz mit ins städtische Krankenhaus und unterwies sie dort am Krankenbett.[54]

Als außerordentlicher, und seit dem Tode Goldhagens im Jahre 1788 als ordentlicher Professor hielt er regelmäßig Vorlesungen, bezog sich hier sowohl auf theoretische Fächer als auch auf die praktische Medizin. Sein Vorlesungsrepertoire erstreckte sich von der Physiologie, Diätetik, Hygiene, Pharmakologie und Gerichtsmedizin bis zur allgemeinen und speziellen Pathologie und Therapie, Chirurgie, Frauen- und Augenheilkunde und Psychiatrie.[55] Nicht nur für Psychiater gilt auch heute noch Reil als derjenige, der mit veralteten Therapieprinzipien der Geisteskrankheiten zu brechen suchte und neue Wege zur psychiatrischen Behandlungsklinik

---

[50] Vgl. Marneros; Pillmann (2005), S. 6f. und Kaiser; Mocek (1979), S. 26f.
[51] Vgl. Mocek (2002), S. 491f.
[52] Vgl. Kaiser; Mocek (1979), S. 27ff.
[53] Vgl. Kaiser; Mocek (1979), S. 31 und Kaiser (1989), S. 14.
[54] Vgl. Biographisches Lexikon für Ostfriesland (online) und Kaiser; Mocek (1979), S.31 und Kaiser (1989) S. 14.
[55] Vgl. Marneros; Pillmann (2005), S. 7 und Biographisches Lexikon für Ostfriesland (online).

wies.[56] Damit wird er auch als Urheber der psychischen Medizin in Deutschland überhaupt bezeichnet.[57] Zusätzlich deutete man Reil als einen der „Pioniere einer umfassenden Gesundheitserziehung"[58], da er sowohl populärwissenschaftliche Aufsätze in den Tageszeitungen Halles als auch an die Fachwelt gerichtete Publikationen mit neuen medizinischen Errungenschaften veröffentlichte.

Ernst Ludwig Heim (1747-1834) studierte ebenfalls in Halle Medizin, übernahm nach einer längeren Studienreise durch Europa im Jahre 1776 die Stelle des Stadtphysikus in Spandau.[59] Berühmt wurde Heim nicht durch wissenschaftliche Schriften oder künstlerische Leistungen, sondern durch seine Natürlichkeit, seine Menschlichkeit und seine ärztlichen Praktiken, über die eine Menge Anekdoten existieren. Er bereicherte „durch Entdeckungen, die ganz allein ihm eigen waren, die nur eine körperlich wie geistig so eigenthümlich angelegte Natur ermögliche, bei der alle Sinnesorgane gleichsam zu einer mikroskopischen Schärfe ausgebildet waren. Denn ohne Frage ist Heim einer der ersten Diagnostiker aller Zeiten und Völker."[60] Auch Reil soll über ihn geurteilt haben: „Heim weiss nicht, wie er die Leute curirt. Unser einer sieht und fragt und forscht wochenlang, ehe er zu behaupten wagt, er wisse, wo die Krankheit sitze. Ruft man nun Heim, so tritt er in leichter Manier hinein, sieht kaum nach dem Kranken, fragt ihn oft nicht einmal und sogleich trifft er den Punkt, auf welchen uns erst eine lange mühsame Combination geleitet hat."[61]

Unter diesen beiden Lehrern verbrachte Krukenberg einige Zeit in Berlin. Er widmete sich hier vor allem „Studien am Krankenbette und

---

[56] Vgl. Kaiser; Völker (1989), S. 7.
[57] Vgl. Marneros; Pillmann (2005), S. 5.
[58] Vgl. Kaiser; Völker (1989), S. 7.
[59] Vgl. Engelhardt (2002) Bd.1, S. 260.
[60] Rohlfs (1875), S. 490.
[61] Ebd., S. 488.

Sectionstische".[62] Reil war Krukenbergs Vorbild im Denken, wie im Handeln Heim. „Gleich Reil war er wissenschaftlich revolutionär, absolut eigenthümlich; gleich Heim war er Naturmensch, rastlos in der Arbeit, forschend und schaffend, von einer unbegrenzten Humanität beseelt."[63], so Gustav Hauck.

3 Im Lützowschen Freikorps

3.1 Die Befreiungskriege

Nach 1792 kam es immer wieder zu kriegerischen Auseinandersetzungen zwischen dem revolutionären Frankreich und den monarchisch regierten europäischen Mächten. Im ersten Koalitionskrieg, der durch eine Kriegserklärung der Franzosen im Jahr 1792 begann, kämpften Österreich und Preußen gemeinsam gegen die revolutionären Truppen. Später schlossen sich u. a. Großbritannien, Spanien und die Niederlande an. Die Koalition unterlag, es wurden bis 1787 mit den einzelnen Gegnermächten Friedensverträge geschlossen. Der zweite Krieg folgte 1799-1802, der dritte 1805, der vierte 1806/07. Im zweiten und dritten Koalitionskrieg verhielt sich Preußen neutral. Der vierte Krieg, in dem Preußen den Krieg erklärte, führte in der Doppelschlacht von Jena und Auerstedt zu einer schweren Niederlage Preußens. Im fünften Krieg (1809) kämpften Großbritannien und Österreich gegen Frankreich. Österreich unterlag, Großbritannien wurde mit einer Wirtschaftsblockade belegt. Unter dem sechsten Koalitionskrieg lassen sich der Russlandfeldzeug und die Befreiungskriege zusammenfassen.[64]

Bis zum Russlandfeldzug im Jahr 1812 waren die französischen Truppen unter Napoléons Führung sehr erfolgreich. Nachschubschwierigkeiten, der

---

[62] Barriés (1866), S. 5.
[63] Hauck (1867), S. 13.
[64] Vgl. Kinder et al. (2006), S. 301 ff. und Epkenhans (2008), S. 26ff.

einbrechende Winter sowie zahlreiche Krankheiten führten zur Niederlage der einstmaligen „Großen Armee".[65] Durch diese Niederlage entflammte erneut der Widerstand gegen die französische Vormachtstellung in Europa, und Preußen erklärte im März 1813 Frankreich den Krieg, das Volk wurde vom preußischen König Friedrich Wilhelm III. zum Krieg aufgerufen. Der Höhepunkt der Befreiungskriege war die Völkerschlacht bei Leipzig im Oktober 1813, welche für Napoléon mit einer Niederlage endete. Auch im Winterfeldzug 1814 verlor das französische Heer, und Napoléon musste abdanken. Ein kurzes Nachspiel der Befreiungskriege, die so genannte „Herrschaft der Hundert Tage" mit kurzzeitiger Rückkehr Napoléons und dessen Sieg in der Schlacht bei Ligny wurde durch die Niederlage gegen die verbündeten Briten, Niederländer und Preußen in der Schlacht bei Waterloo endgültig beendet.[66]

Durch den Aufruf „An mein Volk" des preußischen Königs wurden neue preußische Einheiten wie Landwehr und Landsturm geschaffen. Außerdem fanden sich zahlreiche Freiwillige, die für Preußen in den Krieg zogen. Diese waren als Volksheer, Freiwillige Jäger oder Freikorps an diesen kriegerischen Auseinandersetzungen beteiligt. Diese Freiwilligen bekamen für ihren Einsatz keinen Sold, rüsteten sich selbst mit Waffen aus und kleideten sich selbst ein. Die schwarzen Uniformen mit roten Aufschlägen und goldfarbenen Knöpfe des Lützowschen Freikorps („Lützows Schwarze Jäger") wurden zum Vorbild für die Farben der Burschenschaft und auch für die Farben der späteren deutschen Nationalflagge.[67]

---

[65] Vgl. Kinder et al. (2006), S. 313.
[66] Vgl. ebd., S. 313ff.
[67] Vgl. Kinder et al. (2006), S. 315 und Epkenhans (2008), S. 34.

3.2 Krukenberg beim Militär

Auch Peter Krukenberg trat 1813 in das Lützowsche Freikorps ein, „anfangs als Gemeiner, später als Arzt" und „theilte mit dieser kampflustigen Schaar alle Strapazen und Gefahren des Krieges".[68] Im Januar 1814 war er laut eines Zeugnisses Lützows „krankheitshalber" gezwungen, das Korps zu verlassen. Lützow bescheinigte in diesem Entlassungszeugnis, „daß der Doctor Peter Krukenberg [...] den Geschäften des ersten Arztes im Korps vorgestanden" und „er dabei den ausgezeichneten Eifer für das Intereße Sr. Majestät und nach dem Zeugniß sachkundiger Männer vorzügliche Kenntnisse seines Faches bewiesen hat". Weiter heißt es: „Bei jeder Gelegenheit vor dem Feinde zeigte er wahren Muth indem er den Verwundeten noch im feindlichen Feuer Hülfe leistete [...]"[69]. Die von seinen Biographen häufig zitierte „Kaltblütigkeit im feindlichen Feuer"[70], die Krukenberg durch Lützow angeblich zuerkannt wurde, kann durch das in Kopie vorliegende Entlassungszeugnis nicht bestätigt werden.

4 Erste Jahre in Halle und Tätigkeit als Hochschullehrer

4.1 Zur Situation der Stadt Halle und der Universität nach den Befreiungskriegen

Die Zeit nach den Befreiungskriegen gestaltete sich sowohl für die Stadt Halle als auch für die Universität schwierig.
Nicht nur ein schnelles Anwachsen der Bevölkerung, Epidemien und Teuerungskrisen mit sprunghaften Anstiegen der Getreide- und Brotpreise sorgten für eine Zunahme der Armut, sondern auch gesunkene

---

[68] Barriés (1866), S. 5.
[69] UAH Personalakte Peter Krukenberg PA 43870, Nr.1: Kopie des Zeugnisses Lützows vom 04.10.1814.
[70] Barriés (1866), S. 5; Hauck (1867), S. 10 und Frese (1944), S. 186.

Einkommensmöglichkeiten durch den Rückgang der Produktion (u.a. der in Halle vorherrschenden Woll-, und Strumpffabrikation sowie der Stärkeproduktion) und des Salzhandels.[71] Zusätzlich lasteten neben der Verarmung die Folgen des Krieges noch schwer auf Halle. Die Stadt war mit Verwundeten und sonstigen Kriegskranken überfüllt, deren Pflege nicht nur Geldmittel sondern auch Menschenleben forderte, so dass hauptsächlich die Ernährer der Familien erkrankt und körperlich beeinträchtigt waren oder fehlten.[72] Die Stadt war verschuldet, ihre Bürger waren verarmt.

Durch diese Entwicklung hatte der Anteil Armer an der Stadtbevölkerung zugenommen, eine große Anzahl an Bettlern und Almosenempfängern belastete demnach zusätzlich den Ausgabenetat Halles. Die öffentliche Armenfürsorge bestand hauptsächlich in der allgemeinen Armenkasse der Stadt. Diese stand unter Aufsicht eines Almosenkollegiums, bestehend aus Vertretern der Regierung und Mitgliedern des Magistrats, der Universität und der Kirche.[73] Die Einnahmen der Armenkasse kamen im Wesentlichen aus Spenden, aber auch aus Polizeistrafgeldern und ähnlichen Gebühren sowie aus Zuschüssen der Regierung, der Stadt und der Kirche. Die Gelder wurden von Kassierern verwaltet und durch so genannte Armenvögte an die Bedürftigen verteilt. Allerdings wurde bald klar, dass diese öffentliche Armenfürsorge für die zahlreichen Bedürftigen nicht ausreichte. Es wurden private Initiativen entwickelt und Vereine gegründet, um die meist unverschuldet in Armut geratenen Menschen materiell und medizinisch zu versorgen und sie so wieder der Arbeitsfähigkeit zuführen zu können.[74]

---

[71] Vgl. Hecht (2006), S. 100ff.
[72] Vgl. Schrader (1894) Bd.2, S. 45.
[73] Vgl. ebd., S. 103.
[74] Vgl. Stukenbrock; Helm (2006), S. 9f.

Auch die Universität überwand nur langsam die Folgen der Kriegsereignisse und der französischen Besetzung, die 1806[75] und 1813[76] zu ihrer Auflösung geführt hatten. Die Studenten hatten Halle verlassen, einerseits in Folge der Schließung der Universität und der zunehmenden Verarmung auch der Studierenden,[77] andererseits nachdem Friedrich Wilhelm III. im Februar 1813 zur „Bildung der freiwilligen Jägerabteilungen [...] gegen die französische Bedrückung" aufgerufen hatte.[78] Die Zahl der Immatrikulierten im Jahr 1817 betrug daraufhin nur 608, darunter 52 Mediziner.[79] Vor der ersten Schließung im Oktober 1806 studierten an der Friedrichs-Universität 1280 Studenten, davon 123 Mediziner.[80] Die Medizinischen Fakultäten waren in dieser Zeit allgemein die schwächsten Glieder der deutschen Universitäten. Bis ins neunzehnte Jahrhundert fielen ihre Studentenzahlen im Gesamtvergleich daher kaum ins Gewicht.[81]

Die starke Belastung der Stadt traf auch die Professoren. „Eine förderliche Entwicklung der Wissenschaft und ihrer Lehre konnte nicht zu einer Zeit erwartet werden, in welcher die Universität von Tage zu Tage um ihren Bestand rang, die Hörsäle entvölkert waren und die Professoren mit der Sorge um ihren Lebensunterhalt zugleich die schwere Aufgabe hatten, die Selbständigkeit ihres Lehramtes mit der nöthigen Vorsicht gegen die fremde Macht zu wahren."[82] Zugleich mussten die Professoren Einquartierungen französischer Truppenteile in ihren Privathäusern

---

[75] Kaiser Napoléon hatte nach der Erstürmung der Stadt im Oktober 1806 die Schließung der Universität verfügt. Sie konnte erst Anfang 1808 als Landesuniversität des Königreichs Westfalen wieder eröffnet werden. Vgl. Schrader (1894) Bd.2, S. 4.
[76] Aufgrund der patriotischen Haltung der Professoren und Studenten ließ König Jerome auf Befehl Napoléons im Juli 1813 die Universität erneut schließen, was jedoch der preußische König Friedrich Wilhelm III. bereits im November 1813 rückgängig machte. Vgl. Schrader (1894) Bd.2, S. 42.
[77] Vgl. Schrader (1894) Bd.2, S. 37f.
[78] Vgl. ebd., S. 40.
[79] Vgl. Rundes Chronik (1933), S. 161.
[80] Vgl. Schrader (1894) Bd.2, S. 568. Weiterhin studierten 573 Theologen, 655 Juristen und 29 Philosophen im gleichen Jahr an der Universität Halle.
[81] Vgl. Eckart (2009), S. 148.
[82] Schrader (1894) Bd.2, S. 32.

akzeptieren. So kam es, dass einige namhafte Professoren sämtlicher Fakultäten die hallesche Universität verließen.[83]

Die Medizinische Fakultät verlor im Jahr 1810 den Kliniker Johann Christian Reil durch dessen Wechsel an die neu gegründete Berliner Universität. Er blieb Halle aber weiterhin verbunden, vor allem um die Betreuung seiner Kurgäste zu übernehmen. Bei Ausbruch des Krieges kümmerte er sich um die Verwundeten auf den Schlachtfeldern bei Leipzig und um eine Verbesserung des desolaten Heeressanitätswesens sowie der Lazarette. Wahrscheinlich in Folge einer Typhuserkrankung verstarb Johann Christian Reil am 22. November 1813.[84]

4.2 Außerordentliche Professur und erste interimistische Leitung der Medizinischen Klinik

Die Leitung der halleschen Klinik hatte nach Reils Weggang 1810 Adolph Friedrich Nolde (1764-1813) übernommen. Dieser war Professor der Geburtshilfe in Rostock und danach Mitglied des medizinisch-chirurgischen Kollegium in Braunschweig gewesen.[85] Nach nur dreijähriger Tätigkeit als ordentlicher Professor der praktischen Medizin und Direktor der halleschen Klinik starb er bereits am 2. September 1813 als Opfer einer der grassierenden Lazarettepidemien, die mit den tausenden Verwundeten nach der Völkerschlacht bei Leipzig nach Halle kamen.[86]

Durch den Tod Noldes war der Lehrstuhl für Therapie bei der Wiedereröffnung der Universität im November 1813 wieder unbesetzt. Die Reorganisation seitens der preußischen Behörden zog sich über längere Zeit hin. Johann Christian Düffer (1775-1831), damals außerordentlicher

---

[83] „Wolf, Loder, Jakob waren aus Anhänglichkeit an Preußen, aus Abneigung gegen die Fremdherrschaft geschieden. Konopack folgte einem Rufe nach Rostock, Froriep [...] einem solchen 1808 nach Tübingen. [...]" Schrader (1894) Bd.2, S. 9.
[84] Vgl. Kaiser; Mocek (1979), S. 90ff. und Kaiser (1989), S. 16.
[85] Vgl. Schrader (1894) Bd.2, S. 28.
[86] Vgl. Allgemeine deutsche Biographie (1886) Bd. 23, S. 758 und Kaiser; Piechocki (1968), S. 207.

Professor der Pharmakologie, bekannt als Maire von Glaucha, nahm sich der verwaisten Klinik bis zur Neubesetzung an.[87]

Nach der Genesung Krukenbergs von der Erkrankung, die ihn zwang, den Kriegsdienst zu beenden, wurde dieser am 22. Dezember 1814 durch die „Abtheilung für den Kultus und öffentlichen Unterricht" in Berlin zum außerordentlichen Professor an der Medizinischen Fakultät der Universität Halle berufen.[88]

Krukenberg muss am 19. Dezember 1814 beim Ministerium des Innern in Berlin ein Bittgesuch um eine Stelle eingereicht haben, denn das Ministerium fühlte sich mit Schreiben vom 22.12.1814 bewogen, wegen des „guten Rufs von Ihrer Geschicklichkeit, Ihrem Fleiß und Eifer für die Arznei und Wundarznei-Wissenschaft [...] Ihre [...] eingereichte Bitte zu erfüllen und Sie hiedurch zum ausserordentlichen Professor" zu ernennen.[89] Mampel allerdings bezweifelte in seinem Artikel über Krukenberg, dass dieser auf Grund seines Einsatzes im Befreiungskrieg bei der Berufung bevorzugt wurde.[90] Worauf er diese These stützte, bleibt allerdings unklar. Mit der Berufung wurde Krukenberg gleichzeitig zur Pflicht gemacht, „Vorlesungen über die Therapie zu halten", und er sollte „interimistisch bis zur Besetzung der vakanten ordentlichen Professur der Klinik, die Aufsicht über das dortige Klinikum" übernehmen.[91] Für diese Tätigkeiten wurde ihm ein Gehalt von „Achthundert Thalern"[92] zuerkannt. Mit gleichem Schreiben wurde Krukenberg aufgefordert, „nunmehr bald nach Halle zu gehen, [...] um für die Fakultät bald thätig wirken zu können."

---

[87] Vgl. Eulner (1959 b), S. 131.
[88] Vgl. UAH Personalakte Peter Krukenberg PA 43870, Nr.2: Schreiben vom 22.12.1814.
[89] UAH Personalakte Peter Krukenberg PA 43870, Nr.2: Schreiben vom 22.12.1814.
[90] Vgl. Mampel (1969), S. 193.
[91] UAH Personalakte Peter Krukenberg PA 43870, Nr.2: Schreiben vom 22.12.1814.
[92] Ebd.

Obwohl Peter Krukenberg bereits im Dezember 1814 als außerordentlicher Professor nach Halle berufen wurde, hatte er, wohl infolge der Kriegsereignisse, noch nicht sein preußisches Staatsexamen abgelegt und war dementsprechend in Preußen noch nicht approbiert.[93] Dieses holte er im März 1815 nach, um dann sein Amt endgültig übernehmen zu können.

In der Approbationsurkunde vom 25.03.1815, welche sich in der Personalakte Peter Krukenbergs im Universitätsarchiv Halle befindet, ist zu lesen: „Da der Doctor der Medicin und Chirurgie Peter Krukenberg, welcher entschlossen ist sich als ausübender Arzt und Operateur in den Königl. Landen niederzulassen, die Arznei- Wissenschaft und Wundarzneikunst gehörig studiret, auf der Universität zu Goettingen in Doctoren medicinae et chirurgiae promoviret, den anatomischen wie auch chirurgischen und clinischen Cursus mit Beifall verrichtet und in dem examine rigoroso vorzüglich gute Kenntnisse in der Medizin und Chirurgie bewiesen hat: so wird derselbe hiedurch und Kraft dieses als ausübender Arzt und Operateur in den Königlichen Landen […] approbirt."[94]

Gleichzeitig erfolgte auch die Approbation zum Geburtshelfer, mit welcher dem Absolventen „zur unerlässlichen Pflicht gemacht" wurde, „dass er nicht nur bei gewöhnlichen und natürlichen Entbindungen, sondern vorzüglich in denen Fällen, wo die Hebammen die Geburten nicht allein beendigen können und die Hülfe eines Geburtshelfers zu verlangen angewiesen sind, ohne Rücksicht auf die Person und dafür zu erwartende Belohnung sowohl bei Armen als bei Wohlhabenden, es sey bei Regen oder bei Nacht, sich sogleich einfinde, die Kreisende auch nicht wieder verlasse, sodann vielmehr die Entbindung ohne allen Zeitverlust, zugleich aber auch ohne alle Uebereilung nach seiner besten Wissenschaft und Ueberzeugung verrichte."[95]

---

[93] Vgl. Frese (1944), S. 186.
[94] UAH Personalakte Peter Krukenberg PA 43870, Nr.4: Schreiben vom 25.03.1815.
[95] UAH Personalakte Peter Krukenberg PA 43870, Nr.3: Schreiben vom 25.03.1815.

Mit dem „größten Eifer und der innigsten Freude" war Krukenberg laut eigenen Worten bestrebt, „nicht zu weit hinter dem gnädigen Vertrauen zurückzubleiben, welches das hochpreisliche Department" bei der Berufung als außerordentlicher Professor in ihn gesetzt hat.[96] In einem Rechenschaftsbericht über seine Tätigkeit als Hochschullehrer und kommissarischer Leiter der Medizinischen Klinik schrieb er am 25. Januar 1816 an das Ministerium des Innern, dass er sowohl in seinen Vorlesungen als auch in der Klinik eine Anzahl von Zuhörern um sich versammeln konnte und dass der klinische Unterricht ihm „die schönste Gelegenheit" bot, „recht kräftig und lebendig" auf seine Schüler einzuwirken. Auch bemühte er sich, „ihren Fleiß zu ermuntern, sie auf den Zweck hinzuweisen, den das Studium der Heilkunde erfordert", und tat alles, so fügte er selbst ein, „unterrichtete Aerzte und brauchbare Staatsbürger aus ihnen zu bilden."[97] Über die Versorgung der Kranken, speziell über Anzahl und Art der behandelten Patienten oder Therapien, geht aus diesem Bericht nichts hervor.

---

[96] GStA I.HA Rep. 76 Va Sekt. 8 Tit. X Nr.11 S. 4: Schreiben vom 25.01.1816.
[97] GStA I.HA Rep. 76 Va Sekt. 8 Tit. X Nr.11 S. 5: Schreiben vom 25.01.1816.

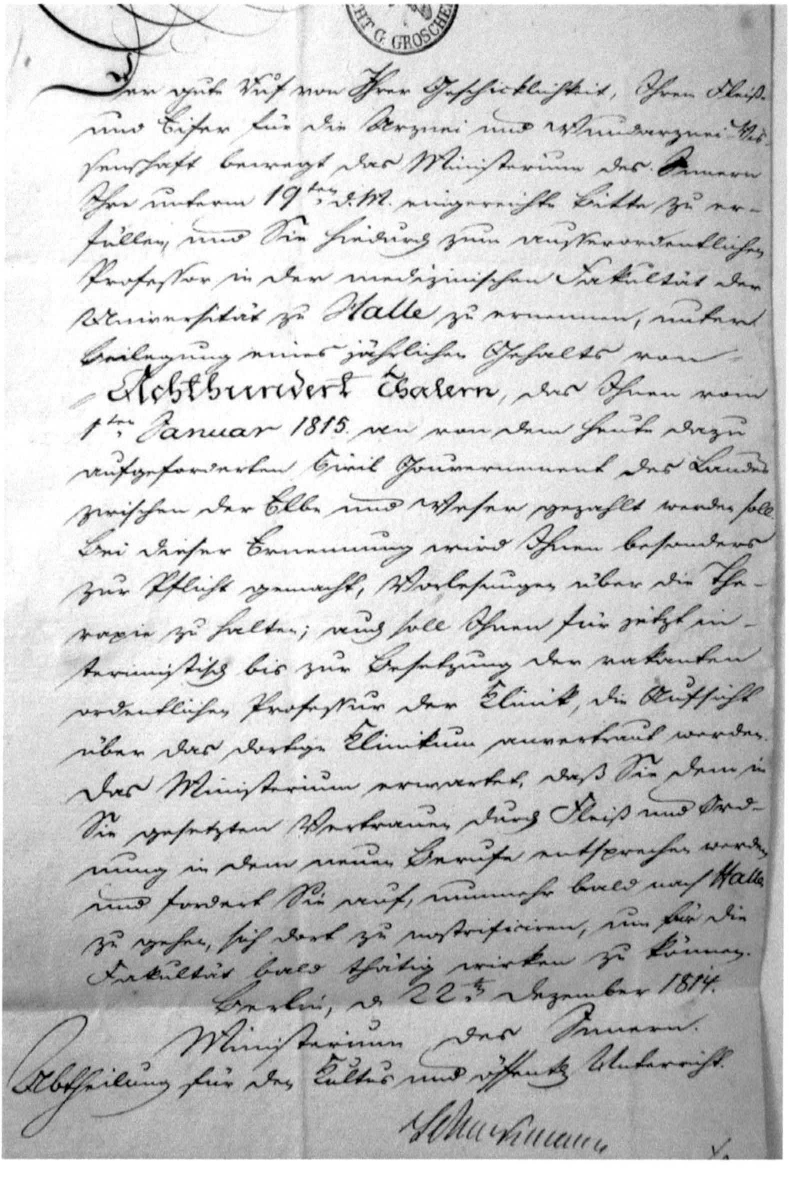

Abb.4 Ernennungsurkunde zum außerordentlichen Professor (22. 12. 1814)

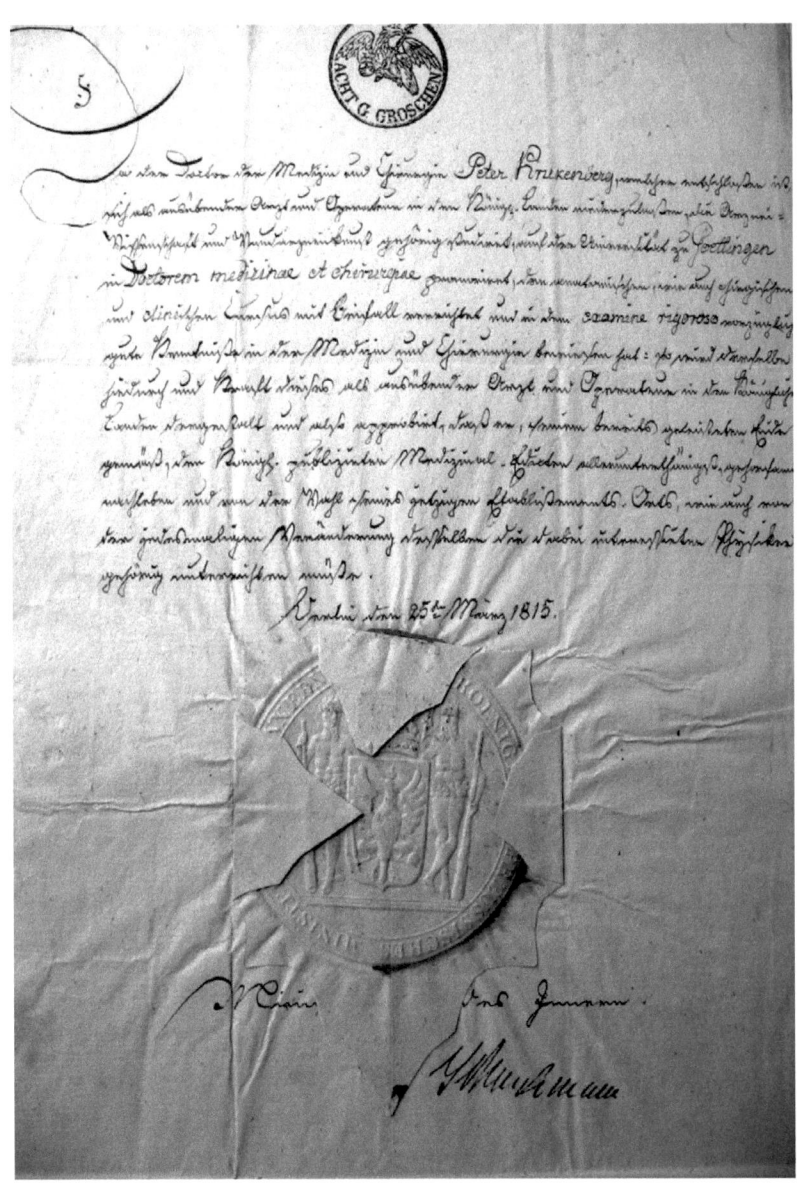

Abb.5 Approbationsurkunde (25. März 1815)

4.3 Krukenbergs Verbindung mit Auguste Reil

Am 23. April 1815, im gleichen Jahr also, in welchem Peter Krukenberg die Stelle als Professor in der Universitätsstadt Halle annahm, heiratete er Auguste Emilie Reil, die Tochter seines ehemaligen Berliner Lehrers.[98]
Über die Jugendzeit Emilie Auguste Krukenbergs (20.11.1793 - 05.03.1881) erfährt man, dass die Familie Reil ein offenes Haus mit großen Gesellschaften und kleineren Kränzchen abhielt. Auguste Reil wuchs in dem anregenden Umkreis der Familie und der halleschen Gesellschaft heran. Mit dem Vater zog die gesamte Familie nach Berlin um, wo Auguste Peter Krukenberg, den Assistenten ihres Vaters, kennen lernte. Bereits als Zwanzigjährige verlor Auguste die Eltern, ihr Vater starb im November, die Mutter im Dezember 1813.[99]
Mit der Heirat kam sie in die Heimatstadt zurück und widmete sich der sozialen Fürsorge. Auguste Krukenberg unterstützte mit namhaften Beträgen viele öffentliche Stiftungen, sie gab für Notleidende in- und außerhalb der Stadt, unterstützte den Bau von Kinderbewahranstalten und gab Mittel für entlassene Strafgefangene.[100] Auch ein Nachruf aus dem Jahr 1881 lobte ihr Wirken: „Frau Geheimrätin Auguste Krukenberg ist durch ihren berühmten Familiennamen und durch ihren hochverdienten Gatten so innig mit dem Wesen des hilfreichen und wohlthätigen Halle verknüpft gewesen, daß der in traulichen Kreisen ehrfurchtsvoll gebrauchte Name Petronella fast die Bedeutung einer Schutzheiligen gewann. Es gab kein mildes Werk echt menschlicher Liebe, an welchem sie, immer zugleich sich bescheiden verbergend, nicht hervorragenden Antheil gehabt hätte."[101]

---

[98] Vgl. Pfarrarchiv Marktkirche „Unserer Lieben Frauen" Halle: Trauregister 1798-1816, S. 601.
[99] Vgl. Piechocki (1981), S. 8.
[100] Ebd.
[101] Saale-Zeitung (1881), S. 11.

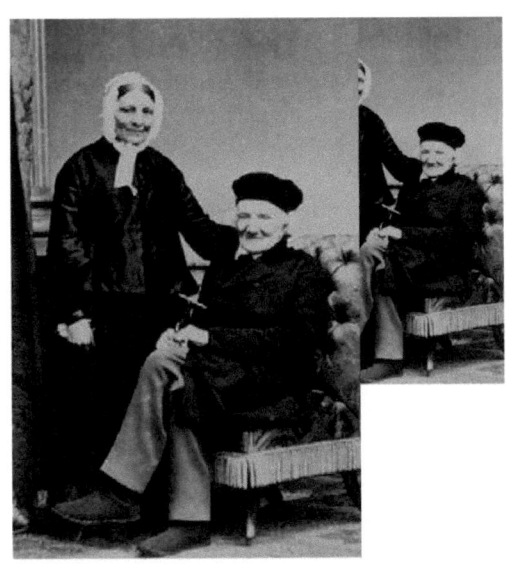

Abb.6 Peter Krukenberg und Ehefrau Auguste, geb. Reil (um 1860)

Die Ehe zwischen Peter und Auguste Krukenberg blieb kinderlos. Die Aussage, der Pathologe Friedrich Ernst Krukenberg (1871-1946), Beschreiber des Krukenberg-Tumors[102], und der Chirurg Hermann Krukenberg (1863-1935), auf den die Entwicklung des Krukenberg-Arms[103] zurückgeht, seien Enkel von Peter Krukenberg, entbehrt also jeder Grundlage.

Nach dem Tod Reils und auch dessen Frau Ende des Jahres 1813 erbte Auguste Reil einen Landsitz, den ehemaligen spitzen Weinberg. Dieser später als „Reilsberg" bekannt gewordene Besitz erging 1803 als Geschenk des preußischen Königs Friedrich Wilhelm III. an den „um die Stadt wie

---

[102] Krukenberg-Tumor: Abtropfmetastasen eines Siegelringkarzinoms des Magens am Ovar. Vgl. Baenkler et al. (1999), S. 1032.

[103] Krukenberg-Arm: bei Handverlust wird der Unterarmstumpf scheren- oder zangenartig gespalten, so dass verschiedene Greif- und Haltebewegungen ausgeführt werden können. Vgl. Reifferscheid; Weller (1989), S. 847.

um die Universität und Wissenschaft hochverdienten"[104] Johann Christian Reil, da dieser einen Ruf an die Universität Göttingen abgelehnt und damit Halle als Stadtphysikus und Medizinprofessor erhalten blieb.[105] Der „Reilsberg" befindet sich zwischen der Seebener Straße, welche ihn im Westen begrenzt, und der Reilstraße, die östlich davon liegt. Reil legte mit Hilfe des Wörlitzer Gärtners Schoch eine Parkanlage an. „Außer den einheimischen wurden allerlei ausländische Bäume und Sträucher herbeigeschafft, Wege zogen sich wie Spiralen empor mit wunderbaren Ausblicken in die Ferne, steinerne Bänke luden zum Sitzen ein [...]"[106]. Im Jahr 1806 baute sich Reil ein Landhaus am Osthang dieses Besitzes, ein zweistöckiges, quadratisches Gebäude, welches ebenfalls Auguste Reil erbte und später von der Familie Krukenberg als Sommersitz genutzt wurde.

Peter Krukenberg lud auch seine Schüler dorthin ein, von einem erfahren wir: „Wir besuchten den Reilsberg meist bei schönem Wetter in warmen Abendstunden, wo wir – und wie unzählige Schüler während der langen Jahre! – dem gastlichen Krukenberg und der liebevollen Frau Professorin manchen Hochgenuß verdanken."[107]

Anfang der 60er Jahre des neunzehnten Jahrhunderts ging das Besitztum in fremde Hände über. Das einstige Landhaus wurde stark verändert, u. a. mit einem Turm versehen, weshalb es heute als „Reilsche Villa" bezeichnet wird.[108] Anfang des zwanzigsten Jahrhunderts wurde das Gelände von einer Aktiengesellschaft aufgekauft, welche aus der Parkanlage einen

---

[104] Schultze-Galléra (1924) Bd.3, S. 105.
[105] Vgl. Marneros; Pillmann (2005), S. 9.
[106] Schultze-Galléra (1924) Bd.3, S. 105.
[107] Hauck (1867) S. 44.
[108] Vgl. Schultze-Galléra (1924) Bd.3, S. 105.

Zoologischen Garten errichtete. Der heutige Bergzoo Halle eröffnete am 23. Mai 1901.

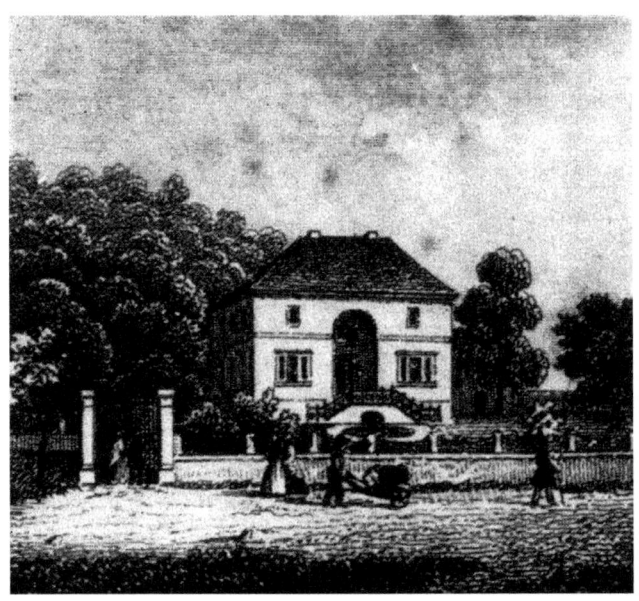

Abb.6 Reilsche Villa, zeitgenössische Darstellung

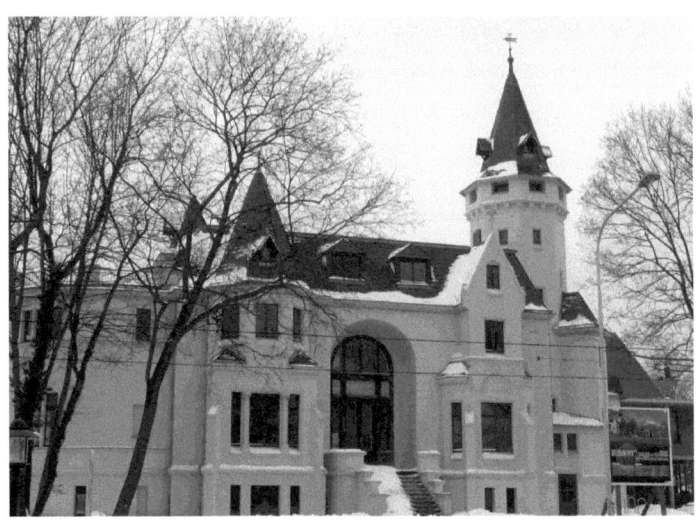

Abb.7 Reilsche Villa, heute

5 Die ambulatorische Klinik zu Halle

5.1 Berufung Nasses zum Direktor der Medizinischen Klinik und Gründung der ambulatorischen Klinik

Wie aus der Berufungsurkunde zum außerordentlichen Professor hervorging, erhielt Krukenberg die Leitung der Medizinischen Klinik nur interimistisch bis zur Besetzung der vakanten ordentlichen Professur.[109] Für die rasche Neubesetzung dieser Professur machte sich Johann Friedrich Meckel, Professor für Anatomie und damaliger Dekan der Medizinischen Fakultät, in mehreren Schreiben an das Ministerium des Innern stark. Hierin schätzte er u. a. ein, dass der Fakultät „ein vortheilhaft bekannter Therapeut und Kliniker Noth" täte, und schlug gleichzeitig in einem Schreiben vom 28.09.1815 Christian Friedrich Nasse vor, da dieser „wenigstens kein blinder Anfänger" und „ein äußerst vielseitiger und zugleich sehr gründlich gebildeter Gelehrter" war.[110] Aus diesem Brief geht auch hervor, dass Meckel Nasse bereits nach Kemmes Tod[111] die Professur angeboten hatte, Nasse dann aber Halle „mit bittern Gefühlen" verlassen musste, da die Stelle bereits an Krukenberg vergeben war.

Nach einigen Verhandlungen wurde am 18. November 1815 Christian Friedrich Nasse (1778-1851) zum Professor der Therapie und zum neuen Leiter der Medizinischen Klinik ernannt.[112] Zu Ostern 1816 trat er dieses Amt an und kam damit nach Halle zurück, wo er sein Studium, u. a. unter Reil, absolviert hatte.

Peter Krukenberg blieb nichts anderes übrig, als das akademische Krankenhaus Nasse zu übergeben, Rechenschaft abzulegen und sich für das Vertrauen, welches vom Ministerium des Innern in ihn gesetzt wurde, zu

---
[109] Vgl. UAH Personalakte Peter Krukenberg PA 43870, Nr.2: Schreiben vom 22.12.1814.
[110] Vgl. GStA I.HA Rep. 76 Va Sekt. 8 Tit. IV Nr. 1 Bd.1 S. 38f.: Schreiben vom 28.09.1815.
[111] Johann Christian Kemme (1738-1815), Professor an der Medizinischen Fakultät Halle.
[112] Vgl. GStA I.HA Rep. 76 Va Sekt. 8 Tit. IV Nr. 1 Bd.1 S. 110: Schreiben vom 18.11.1815.

bedanken.[113] Zugleich entwickelte Krukenberg aber die Idee, „daß es nicht unzweckmäßig seyn möchte, neben dem Academischen Krankenhause, noch eine ambulatorische Clinic zu errichten". Schließlich bestand in Göttingen, wo er studiert hatte, eine ambulatorische Klinik neben dem Hospital, auch in Berlin gab es neben der Reilschen Klinik das Hufelandsche Ambulatorium.[114]

Den Plan, eine ambulatorische Klinik in Halle aufzubauen, weiter entwickelnd, richtete sich Krukenberg an das „Departement für den Cultus und öffentlichen Unterricht" im Ministerium des Innern und führte die Vorteile einer solchen Institution auf: „so wird durch diese Einrichtung der Unterricht vielseitiger, und der junge Arzt wird früher zum Vergleichen, Prüfen und Selbstdenken angeleitet. Der Staat gewinnt theils hierdurch und zugleich hat er den Vortheil, daß sich mehrere Aerzte mit dem klinischen Unterrichte befassen, und sich immer tüchtiger in dieser Hinsicht ausbilden."[115] Weiter räumte er ein, dass der Unterricht junger Ärzte im Hospital eine ehrwürdige Seite hat, da v. a. hier seltene Fälle untersucht und theoretischer Unterricht erteilt werden kann, und dass diese Vorteile in einer ambulatorischen Klinik wenigstens zum Teil wegfallen. Allerdings entstehen andere Vorteile, die nach Ansicht Krukenbergs nicht weniger wichtig sind: „Wenn junge Aerzte angeleitet werden, Kranke in ihren Familien zu behandeln, so bekommen sie früh Gelegenheit ihren künftigen Wirkungskreis kennen zu lernen, sich Beyträge zur Menschenkenntniß zu sammeln, sie unterrichten sich über die häuslichen Verhältnisse des Volks, über manche Quellen seiner Krankheiten, über seine Vorurtheile u. s. w., sie lernen in jedem Betracht das Feld kennen, auf dem sie künftig wirken und nützen sollen. In einer ambulatorischen Clinik wählt man selten einzelne Fälle aus, sondern die gewöhnlichsten Volkskrankheiten kommen

---

[113] Vgl. GStA I.HA Rep. 76 Va Sekt. 8 Tit. X Nr.11 S. 1f.: Schreiben vom 03.05.1816.
[114] Vgl. GStA I.HA Rep. 76 Va Sekt. 8 Tit. X Nr.11 S. 5: Schreiben vom 25.01.1816.
[115] GStA I.HA Rep. 76 Va Sekt. 8 Tit. X Nr.11 S. 5: Schreiben vom 25.01.1816.

am oftesten vor, und man findet Gelegenheit sie in allen Beziehungen kennen zu lernen. Eine solche Anstalt muß also für den künftigen Praktiker hohen Werth haben, weil er dadurch aufs Beste für sein künftiges Geschäft vorbereitet werden kann."[116]

Eine Verbindung der ambulatorischen Klinik mit der eigentlichen Medizinischen Klinik, welche stationäre Patienten versorgte, lehnte Krukenberg ab. Eine solche Vereinigung wäre für den Leiter zu zeitraubend, wenn sie gewissenhaft geführt werden sollte.

So bat er im gleichen Schreiben, eine ambulatorische Klinik eröffnen zu dürfen, und stellte gleichzeitig dar, dass es ihm gelungen war, auch die hallesche Bürgerschaft für seine Idee, eine ambulatorische Klinik zu errichten und somit die soziale Armenbetreuung und -versorgung zu verbessern, zu gewinnen: „Ich habe dem beßerem Stande der hiesigen Einwohner den Plan zur Errichtung einer Privatanstalt zur Verpflegung armer kranker Bürger vorgelegt. Man hat diesen Plan gebilligt, und der hiesige Magistrat erklärt sich bereit, denselben aufs kräftigste zu unterstützen. Um die Lasten zu diesem Unternehmen zu decken haben sich die hiesigen Bürger zu einer Subscription vereinigt."[117]

Etwa einen Monat nach Krukenbergs Brief an das Ministerium wandten sich die Initiatoren der geplanten Krankenanstalt ebenfalls an den Minister, um davon zu berichten, dass sich dreißig Bürger der Stadt zusammengetan und einen Verein gegründet haben, der sich mit der Pflege armer kranker Bürger beschäftigen werde. Zur Deckung der Kosten, so heißt es weiter, stehe eine jährliche Summe von 300 Talern zur Verfügung.[118]

---

[116] GStA I.HA Rep. 76 Va Sekt. 8 Tit. X Nr.11 S. 5f.: Schreiben vom 25.01.1816.
[117] GStA I.HA Rep. 76 Va Sekt. 8 Tit. X Nr.11 S. 6: Schreiben vom 25.01.1816.
[118] Vgl. GStA I.HA Rep. 76 Va Sekt. 8 Tit. X Nr.11 S. 9: Schreiben vom 27.02.1816.
    Laut Kaiser und Piechocki (1968) unterzeichnet von Justizkommisar und Notar Dr. Scheuffelhuth, Buchhändler Schwetschke, Bankier Lehmann und Stadtkämmerer Dr. Willweber.

Krukenberg und der Vorstand des Vereins warteten recht lange auf Antwort, so dass sich Krukenberg nach einem Vierteljahr erneut an das Ministerium wandte, um die Erlaubnis erteilt zu bekommen, die geplante ambulatorische Klinik zu eröffnen. In dem Brief bestätigte er, die versprochene Summe zur Verpflegung armer Bürger von der halleschen Bürgerschaft schon erhalten zu haben. Weiterhin führte er aus, dass „sich meine früheren Zuhörer wieder zu mir gewandt, um unter meiner Leitung ihre practischen Uebungen fortzusetzen, auch haben sich bereits andere jungen Aerzte, die von auswärts kommen, in dieser Hinsicht bey mir gemeldet. Bis jetzt habe ich aber in Hinsicht des Clinischen Unterrichts nichts verheißen mögen, weil ich erst der Erlaubniß meinen Plan ausführen zu dürfen, von der Gnade Ew. Excellenz erwarten wollte." Sollte der Minister der Errichtung einer ambulatorischen Klinik zustimmen, so werde Krukenberg versuchen, „mit den Mitteln, die mir zu Gebote stehen der hiesigen Stadt und meinen Zuhörern zu nützen, und es ruhig abwarten, ob mein Unternehmen auch noch auf andere Weise durch die Gnade Ew. Excellenz und die Vorsorge eines höchst preislichen Departements unterstützt werden kann."[119] Mit dem letzten Halbsatz bat Krukenberg sehr direkt um weitere, staatliche Unterstützung seines Projekts.

Warum die Zustimmung zur Errichtung einer ambulatorischen Klinik in Halle so lange verzögert wurde, lässt sich nachvollziehen, wenn man sich klar macht, dass es in der Stadt bereits eine universitäre Medizinische Klinik gab, welche auch ambulante Kranke versorgte. Außerdem konnte gerade erst ein neuer ordentlicher Professor und damit klinischer Lehrer für die Universität, nämlich Christian Friedrich Nasse, gewonnen werden, welcher durch den Plan der Entstehung einer konkurrierenden Anstalt eventuell seinen Weggang erwogen hätte.

---

[119] GStA I.HA Rep. 76 Va Sekt. 8 Tit. X Nr.11 S.1f.: Schreiben vom 03.05.1816.

Aus den Akten, in denen der Schriftverkehr bezüglich der ambulatorischen Klinik zu Halle zusammengestellt wurde, geht hervor, dass Nasse tatsächlich Einspruch gegen eine weitere Klinik erhoben hat: „Die Errichtung einer klinischen Anstalt in Halle, der bisher bestandenen akademischen zur Seite, wo Kranke in Häusern ärztlich behandelt würden, was bisher schon in der letztern geschah, kann der Universität, so wie der eigentlichen akademischen Anstalt und dem, der zum Director derselben bestellt ist, nicht anders als zum großen Nachtheil gereichen."[120] Begründet wurde dies damit, dass Halle zu klein sei, um für zwei Kliniken eine ausreichende Zahl armer Kranker zu liefern. Bestünde neben der universitären, stationären Klinik noch eine ambulatorische, so hätte v. a. die erste darunter zu leiden, da sich die meisten Kranken lieber in ihren Häusern behandeln ließen als in ein Hospital zu gehen. Unvermeidlich, so Nasse weiter, müsse der Unterricht in der universitären Klinik unvollständig und Nasses Wirksamkeit als Lehrer beschränkt werden. Solle der Lehrer aber an einer Universitätsklinik nach bester Kraft wirksam sein, so dürfe er von außen keinerlei Beschränkung erleiden, aber genau diese Gefahr sah Nasse, wenn die Einrichtung einer zweiten klinischen Anstalt neben der seinigen zugelassen würde.[121]

Trotz des Einspruches Nasses und wahrscheinlich wegen der nochmaligen Bitte Krukenbergs wurde der Universität am 06.06.1816 durch ein ministerielles Schreiben mitgeteilt, dass „die Errichtung eines Policlinici bei derselben genehmiget, und dazu von des Königs Majestät ein jährlicher Zuschuß vom 400 rt bewilliget worden ist."[122] Die Direktion dieser Anstalt wurde mit gleichem Schreiben Peter Krukenberg übertragen.

Auch später hatte Nasse Einsprüche und Klagen gegen die Krukenbergsche Klinik erhoben. So verlangte er im September 1816 vom Ministerium des

---

[120] GStA I.HA Rep. 76 Va Sekt. 8 Tit. X Nr.11 S. 12: Schreiben vom 04.03.1816.
[121] Vgl. ebd. S. 12f.
[122] UAH Personalakte Peter Krukenberg PA 43870, Nr.6: Schreiben vom 06.06.1816.

Innern, dass ihm das Recht eingeräumt werde, aus dem Krankenbestand der ambulatorischen Klinik Patienten, die sich seiner Meinung nach für die universitäre Klinik eignen, insbesondere solche, die an „hitzigen Uebeln" leiden, übernehmen zu dürfen.[123] Gleichzeitig gab Nasse einen gedruckten Bericht „Von dem Krankenhause zur Bildung angehender Aerzte in Halle" heraus, in welchem er wieder erwähnte, dass „die hier vor einiger Zeit [...] eingerichtete zweite Krankenbesuchsanstalt [...] die Auswahl unter den Kranken" beschränke, dass darunter die Ausbildung junger Ärzte, wie sie von einer universitären Klinik erwartet würde, leide. Diesbezüglich wünschte er sich Abhilfe.[124]

Im Berliner Ministerium hingegen war man vom Nutzen der ambulatorischen Klinik überzeugt und sah keine Veranlassung zur Abgabe besonderer Patienten an die Medizinische Klinik Nasses. „Es würde dieses um so weniger angemessen sein, als mit dem letzten Institute zugleich eine bürgerliche Hülfs-Anstalt in Verbindung steht, und es leicht zu Beschwerden führen würde, wenn dabei ein Zwang zum Eintritt ins Krankenhaus stattfinden sollte."[125]

---

[123] Vgl. Kaiser; Piechocki (1968), S. 209 und GStA I.HA Rep. 76 Va Sekt. 8 Tit. X Nr.11 S.19f: Schreiben vom 04.09.1816.
[124] Vgl. Nasse (1816), S.47.
[125] Vgl. GStA I.HA Rep. 76 Va Sekt. 8 Tit. X Nr.11 S. 21: Schreiben vom 19.09.1816.

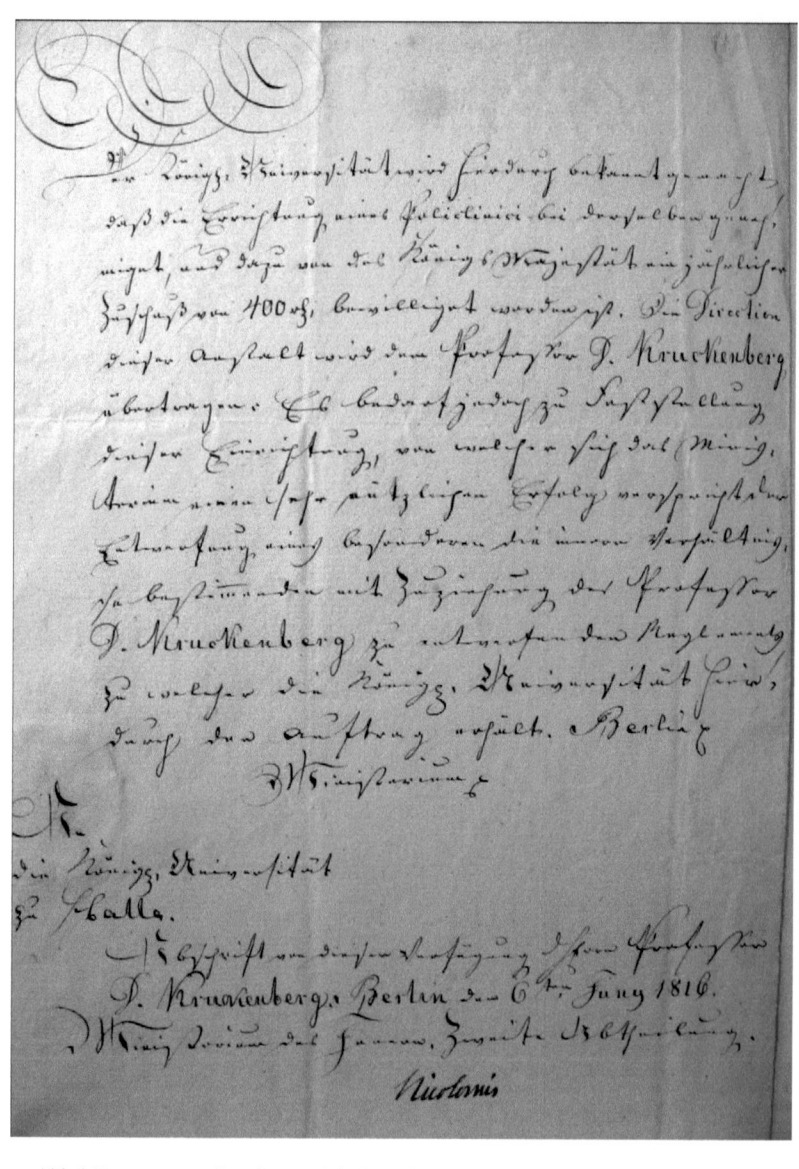

Abb.8 Ernennungsurkunde zum Direktor der Ambulatorischen Klinik (06.06.1816)

5.2 Versorgung bedürftiger Kranker in Halle und Errichtung eines Vereins zur Krankenpflege verdienter hallescher Einwohner

Wie im vorigen Kapitel bereits angedeutet, wurden die Kosten der ambulatorischen Klinik gemeinsam vom preußischen Staat und einem Verein, welcher sich der Versorgung armer Kranker widmete, getragen. Der Staat steuerte 400 Taler bei, der Verein zahlte 300 Taler.

Am Anfang des vierten Kapitels wurde schon auf die schlechte wirtschaftliche Situation der Stadt Halle in Folge der Koalitionskriege und anderer Krisen sowie auf die zahlreichen Einwohner, welche durch diese Entwicklungen verarmten, hingewiesen. Auch auf die städtische Armenversorgung zu dieser Zeit wurde kurz eingegangen. Wie aber gestaltete sich die Versorgung und Behandlung der armen und kranken Einwohner der Stadt früher und wie entwickelte sie sich im Laufe des achtzehnten und Anfang des neunzehnten Jahrhunderts?

Neben der Sicherung des Unterhalts, der Versorgung mit Kleidung und Nahrungsmitteln wurde gegen Ende des achtzehnten und zu Beginn des neunzehnten Jahrhunderts die Armenkrankenpflege zur zentralen Aufgabe der Armenfürsorge.Krankheit zog häufig Armut nach sich, so dass der Heilung unter dem Aspekt, dass dadurch auch die Armut bewältigt wurde, ein besonderes Interesse zukam. Die Versorgung der bedürftigen Kranken wurde dadurch zur Hauptaufgabe der Armutsprävention und -bekämpfung, denn nur die Überwindung der Krankheit und die schnelle Wiederherstellung der Gesundheit ermöglichten eine rasche Wiederaufnahme der Arbeit.[126]

Eines der favorisierten Konzepte zur Wiederherstellung der Arbeitsfähigkeit war deutschlandweit die ärztliche Behandlung armer Kranker in deren Wohnungen oder in so genannten Krankenbesuchs-

---

[126] Vgl. Brinkschulte (2006), S. 17.

anstalten.[127] In letzteren konnten sich arme Kranke im Sinne einer Armensprechstunde an bestimmten Tagen und zu festgesetzten Zeiten bei einem Armenarzt vorstellen und bekamen unentgeltlich Medikamente und wenn notwendig weitere Unterstützung. Häufig hatte der Stadtphysikus eine wichtige Funktion im Rahmen dieser medizinischen Betreuung der Armen. Zusätzlich war noch ein Stadtchirurg von der Stadt angestellt, welcher die äußeren Erkrankungen behandelte.[128]

In Universitätsstädten wurde die Einrichtung von Armenbesuchsanstalten vielfach durch die Medizinische Fakultät oder einzelne Professoren befördert. Hierdurch gewann die medizinische Armenpraxis einen neuen Aspekt, denn die Medizinprofessoren, welche gleichzeitig als Stadt- oder Armenärzte tätig waren, nutzten die ambulante Armenpraxis zugleich als Fort- und Weiterbildungseinrichtung für Mediziner.[129] Neben der damals üblichen rein theoretischen Ausbildung[130] hatten Studenten und junge Ärzte hierdurch die Möglichkeit, praktische Erfahrungen in der armenärztlichen Versorgung zu gewinnen. Im Beisein des Lehrers wurden täglich Krankenbesuche gemacht bzw. gehfähige Kranke im Hörsaal untersucht und behandelt. Häufig arbeiteten die jungen Mediziner hier mehrere Jahre unentgeltlich. Auf diese Weise profitierten beide Seiten von der Einrichtung der Armen- und Krankenbesuchsanstalt: die Stadt entledigte sich der Kosten für die Anstellung von weiteren Armenärzten, die Universität konnte diese Institution für eine praxisnahe Ausbildung nutzen.[131]

---

[127] Vgl. Brinkschulte (2006), S. 17. Das zweite Konzept war die stationäre Krankenversorgung in Krankenhäusern.
[128] Vgl. ebd., S. 21.
[129] Vgl. ebd., S. 22.
[130] Die akademische Ausbildung bestand ausschließlich aus Lectio und Disputatio, d.h. aus Hörsaalkollegs des Unterrichtenden sowie der Ausdeutung vorgeschriebener Texte, ggf. ergänzt durch Referate von Krankengeschichten aus der eigenen Praxis. Vgl. Kaiser (1979), S. 7 und Krosch; Kaiser (1966), S. 305.
[131] Vgl. Brinkschulte (2006), S. 22.

Die Medizinische Fakultät der Universität Halle hatte durch diese praxisnahe Ergänzung der medizinischen Ausbildung ein hohes Renommee erhalten, konnte bis zur Mitte des achtzehnten Jahrhunderts sehr hohe Studentenzahlen verzeichnen und zählte zu den meistbesuchten Universitäten des deutschsprachigen Raums.[132] Diese Entwicklung hatte die Medizinische Fakultät zu dieser Zeit v. a. Johann Juncker zu verdanken.

Johann Juncker (1679-1759), der erst Pädagogik und Philosophie studierte, sich später der Theologie zuwandte, kam erstmals als Lehrer am Pädagogium des Waisenhauses nach Halle. Er verließ die Stadt wieder, um eine andere Lehrerstelle anzunehmen, betrieb dann aber private medizinische Studien und wurde 1716 als Arzt des Waisenhauses nach Halle berufen und hier promoviert.[133]

Bekannt wurde Juncker u. a. durch seinen praxisnahen studentischen Unterricht. Im Rahmen der Armensprechstunde betrieb er das über die Stadt Halle hinaus bekannte Collegium clinicum. Hier wurden zahlreiche arme Patienten kostenlos behandelt und mit Medikamenten versorgt. Die Armensprechstunde nahm im Laufe der Zeit immer größere Ausmaße an, jährlich stellten sich ca. 12000 Patienten vor. Juncker blieb nichts anderes übrig, als die im Studium bereits fortgeschrittenen Studierenden zur Unterstützung heranzuziehen. Im Rahmen der praktischen Ausbildung befragte Juncker einige Kranke im Beisein seiner Studenten und gab auch Hinweise zur Behandlung, die weitere Betreuung und Therapie überließ er aber den Studenten.[134]

Wichtig für die angehenden Ärzte war es, während der Ausbildung möglichst viele Krankheitsfälle gesehen zu haben, um später auf einen reichen Erfahrungsschatz zurückgreifen zu können. Die Mediziner des

---

[132] Vgl. Helm (2006 a), S. 35.
[133] Vgl. Kaiser (1979) S. 13ff.
[134] Vgl. Helm (2006 b), S. 161ff. und Kaiser (1979), S.9f.

achtzehnten Jahrhunderts gingen vorwiegend verlaufsbeobachtend vor, eine systematische Analyse der Krankheitszeichen und daraus abgeleitete Therapieverfahren waren zu diesem Zeitpunkt noch nicht etabliert. Durch die aktive Mitarbeit in der Armensprechstunde konnte dieses notwendige praktische Wissen erworben werden.

Das Collegium clinicum fand ausschließlich im Rahmen der kostenlosen ambulanten Versorgung der Armen statt. Ein klinischer Unterricht am Krankenbett, dem heutigen „bedside teaching" ähnlich, wurde zu Junckers Zeiten nicht abgehalten. Die Studenten wurden nicht in den Krankenpflegeeinrichtungen des Waisenhauses, wo Schüler, Studenten und das Personal des Waisenhauses medizinisch versorgt wurden, ausgebildet. Diese Betreuung oblag allein dem eigens dafür angestellten Waisenhaus-Arzt.[135]

Junckers Nachfolger als Professor der Medizin und Arzt auf dem Waisenhaus wurde ab 1753 sein einziger Sohn Friedrich Christian Juncker (1730-1770). Er setzte das Collegium clinicum seines Vaters fort, daneben las er über Chemie und Pharmakologie. Nach dessen Tod wurde 1770 Philipp Adolph Böhmer (1717-1789) Arzt beim Waisenhaus.

Der damalige Kanzler der Universität, Carl Christoph von Hoffmann (1735-1801), erkannte den Mangel an praktischer Ausbildung der jungen Mediziner und schlug die Gründung einer eigenen Universitätsklinik vor. Hierzu sollte das Lazarett in der Vorstadt Glaucha genutzt werden.[136] Der Kanzler erhoffte sich damit, dass dieses Institut in Ermangelung ähnlicher Einrichtungen „viele Fremde an sich ziehen würde".[137]

Die Leitung der Klinik erhielt Johann Friedrich Gottlieb Goldhagen (1742-1788). Er hatte in Halle studiert und wurde sowohl Professor der Naturgeschichte an der Philosophischen Fakultät als auch Ordinarius an der

---

[135] Vgl. Helm (2006 b), S.162 ff.
[136] Vgl. Schrader (1894) Bd.1, S. 575f.
[137] Vgl. Eulner; Kaiser (1959), S. 455.

Medizinischen Fakultät, so dass auch er eine Reihe an Vorlesungen hielt, u. a. Naturgeschichte, Physiologie, allgemeine und spezielle Pathologie, Balneologie und auch „Volksmedizin" für Studierende anderer Fakultäten wie etwa Theologen.[138] Dazu kam die oben erwähnte Klinik, welche sich als fruchtbar erwies und „zu der wenn auch langsamen Vermehrung der jungen Mediziner in Halle" beitrug.[139]

Nach dem frühen Tod Goldhagens – dieser verstarb 1788 mit 46 Jahren – trat der bereits ausführlich vorgestellte Johann Christian Reil, ein Schüler Goldhagens, im Januar 1788 die Leitung dieser Klinik an und führte die Unterrichtung von Medizinstudenten und jungen Ärzten, ähnlich seinen Vorgängern in dem Bestreben, tüchtigen Nachwuchs von wissenschaftlich gebildeten Ärzten heranzuziehen, fort.[140] Unterdessen wurde eine chirurgische Abteilung abgezweigt und dem Anatomen Philipp Friedrich Theodor Meckel übergeben.[141] Vorher wurden sowohl die so genannten äußeren, also chirurgischen Krankheiten, als auch die inneren Erkrankungen von einem Arzt behandelt, nun war Reil allein für die internistischen Patienten verantwortlich.

Wie bereits angedeutet, konnte der wachsenden Zahl von Armen, Kranken und Verwundeten allein durch staatliche Hilfe und städtische Armenkasse nicht beigekommen werden, so dass verschiedene private Initiativen und Vereine gegründet wurden.

So hatte sich, um die Verwaltung des Armenwesens effektiver gestalten zu können und die Einnahmen der Almosenkasse zu erhöhen, 1799 auf Betreiben August Hermann Niemeyers[142] eine „Gesellschaft freiwilliger

---

[138] Vgl. Eulner; Kaiser (1959), S. 455.
[139] Vgl. Schrader (1894) Bd.1, S. 576.
[140] Vgl. Eulner; Kaiser (1959), S. 458.
[141] Vgl. Schrader (1894) Bd.1, S. 576.
[142] August Hermann Niemeyer (1754-1828), Urenkel August Hermann Franckes, war Professor der Theologie und ab 1799 mit der Leitung des Waisenhauses betraut. Niemeyer wurde 1808 Kanzler der Universität, später dann Rektor. Vgl. Schrader (1894) Bd.1, S. 395.

Armenfreunde" gegründet, welche eng mit dem städtischen Almosenkollegium zusammenarbeitete.[143] Auch sie teilte die Stadt in mehrere Reviere ein, in denen wiederum so genannte „Armenväter" aus der Bürgerschaft die städtischen Armenvögte unterstützten und sich um Beschaffung zusätzlicher Mittel für die Bedürftigen kümmerten.

Durch die „Gesellschaft freiwilliger Armenfreunde" wurde noch im gleichen Jahr, also 1799, das „Hallische patriotische Wochenblatt", eine Zeitung „zur Beförderung gemeinnütziger Kenntnisse und wohlthätiger Zwecke"[144] ins Leben gerufen. Mit dieser wurde nicht nur ein zweckmäßiges Sprachrohr der Armenverwaltung entwickelt, sondern es wurden auch die Reinerlöse des Blattes zur Unterstützung der Armen verwendet.[145] Die Artikel, u. a. über „Weltbegebenheiten", „zur Beförderung der Religiosität und Sittlichkeit", über „patriotische Wünsche" und „Gesetzeserklärungen" schrieben ehrenamtliche Mitglieder des Vereins. Die Herausgeber der Zeitung verfolgten mit der Veröffentlichung aufklärerische Ziele. Gedruckt wurde die Zeitung in der Druckerei des Waisenhauses, ausgetragen von Armen, die sich so ein Zubrot verdienen konnten.[146]

Im Jahr 1806 scheint sich die „Gesellschaft freiwilliger Armenfreunde" in den Wirren nach der Niederlage Preußens bei Jena und Auerstedt und durch den Einmarsch der französischen Truppen in Halle aufgelöst zu haben. Das „Hallische patriotische Wochenblatt" jedoch erschien bis 1863 wöchentlich weiter, danach als „Hallisches Tageblatt" täglich.[147]

Durch die Gründung des „Vereins zur Krankenpflege verdienter hiesiger Einwohner" sollte demjenigen geholfen werden, „der durch Krankheiten

---

[143] Vgl. Hecht (2006), S. 103 und Veltmann; Zaunstöck (2006), S. 47ff.
[144] Vgl. Hallisches patriotisches Wochenblatt, 1. Stück (1799), S. 3ff.
[145] Vgl. Hecht (2006), S. 103f.
[146] Vgl. Veltmann; Zaunstöck (2006), S. 52f.
[147] Vgl. ebd., S. 54.

gehindert wird, für sich und seine Familie sorgen zu können, und dabei ohne Pflege und ärztliche Hülfe bleibt", so die Initiatoren des Vereins in einem Schreiben an das Ministerium des Innern in Berlin im Februar 1816.[148]

Auch jetzt war wieder das „Hallische patriotische Wochenblatt" Sprachrohr des Vereins. In der Ausgabe vom 25. Mai 1816 konnte man lesen: „Einer der wichtigsten Gegenstände, den jetzt nach errungenem Frieden patriotische Staatsbürger scharf ins Auge fassen müssen, ist [...] die Fürsorge für diejenigen redlichen und fleißigen Bürger und Einwohner unsrer Stadt, welche durch die bisherigen Kriege das Ihrige zugesetzt, solches gern und willig zur Rettung des Vaterlandes aufgeopfert haben, von den öffentlichen Instituten aus Ehr- und Zartgefühl keine Unterstützung fordern können oder mögen. [...] Für diese Edlen und Biedern muß für den Fall, wenn sie selbst oder eines ihrer Familienmitglieder erkranken, gesorgt werden, ihnen muß in dem gedachten Fall ärztliche Hülfe und Medicin in ihren Wohnungen unentgeltlich beschafft werden, damit sie nicht in die traurige Lage versetzt werden, ihr Bett oder ihren letzten Rock [...] oder ihr unentbehrliches Handwerkszeug zu verstoßen."[149] Auch hier klingt wieder die Erkenntnis an, dass Krankheit und damit einhergehende Arbeitsunfähigkeit zur Armut führen, wodurch wiederum die Stadtkasse belastet würde. Also versuchte man in Halle, durch kostenlose medizinische Betreuung eine schnelle Wiederherstellung der Gesundheit und damit eine rasche Wiederaufnahme der Arbeit zum Erwerb des Lebensunterhalts zu erreichen.

Typisch für die Zeit war auch die Unterscheidung zwischen „würdigen Armen" und „unwürdigen Armen". Bereits seit der Reformation wurde in städtischen Armenordnungen nach den würdigen ortsansässigen Armen

---

[148] Vgl. GStA I.HA Rep 76 Va Sekt. 8 Tit. X Nr. 11 S. 9f.: Schreiben vom 27.02.1816.
[149] Hallisches patriotisches Wochenblatt 21. Stück (1816), S. 341f.

und den unwürdigen vagabundierenden, fremden Bettlern differenziert. Die „würdigen Armen" waren demnach schwache, hilfsbedürftige Mitglieder der Gemeinschaft wie Witwen, Waisen, Kranke und Schwache. Diese unterstanden der Schutz- und Fürsorgepflicht der Gemeinde, allein aus dem Gebot der christlichen Nächstenliebe. Auf der anderen Seite gab es die fremden, vagabundierenden Bettler, deren Müßiggang und mobile Lebensweise moralisch verdammt wurden und die mit den einheimischen Bedürftigen um die verfügbaren Almosen konkurrierten.[150]

Dass in Halle genau so gedacht wurde, beweist der Halbsatz: „Für den unverschämten arbeitsscheuen Straßenbettler ist für den Fall seines Erkrankens gesorgt, denn er wird in ein Hospital aufgenommen [...]"[151] im „Hallischen patriotischen Wochenblatt". Der Verfasser des Artikels, Dr. Scheuffelhuth, möchte die „fleißigen Mitbürger [...] von dieser letztgedachten Klasse von Menschen" unterschieden wissen, sie sollen „ausgezeichnet und ehrenvoller behandelt werden".

Wie die Bedürftigen an die kostenlose Behandlung kommen konnten, wurde in dem Artikel weiterhin mitgeteilt: sechs Mitgliedern des Vereins – diese waren namentlich aufgezählt – wurde die Pflicht zur Überprüfung der Würdigkeit der zu unterstützenden Hilfsbedürftigkeit übertragen. An diese hatte sich der arme Kranke zu wenden. Wenn er dann als würdig erachtet wurde, bekam er einen „Receptionsschein", den er dem Leiter der ambulatorischen Klinik, zu dem Peter Krukenberg berufen wurde, auszuhändigen hatte. „Der Professor Kruckenberg, welcher die Behandlung seiner leidenden Mitbürger ebenfalls ohne Gehalt dafür zu verlangen besorgt, hat zu diesen Anmeldungen die Nachmittagsstunden von 2 bis 4 Uhr bestimmt; jedoch versteht es sich von selbst, dass von dieser Regel alle dringenden Fälle eine Ausnahme leiden; so wie auch in dem Falle, wo

---

[150] Vgl. Brinkschulte (2006), S. 15.
[151] Hallisches patriotisches Wochenblatt, 21. Stück (1816), S. 342.

schleunige Hülfe Noth thut, sich der Kranke sofort unmittelbar an denselben wendet, und seine Würdigkeit zur Unterstützung demnächst nachweisen kann."[152]

Die unentgeltliche ärztliche Versorgung konnte nur gewährleistet werden, da Krukenberg die Unterstützung junger Ärzte und Studierender hatte, welche durch die ambulatorische Klinik wiederum praktisch ausgebildet wurden. Auf die Methoden seines klinischen Unterrichts wird später eingegangen.

Noch bevor Ende Mai 1816 die Errichtung der Krukenbergschen ambulatorischen Klinik im „Hallischen patriotischen Wochenblatt" publik gemacht wurde, wandte sich Professor Nasse, Leiter der medizinischen Universitätsklinik, in gleichem Blatt an die bedürftigen Kranken und lud „alle diejenigen Kranken, welche unentgeltliche ärztliche Hülfe wünschen" ein, sich „vom 13. d. M. an Morgens zwischen 11 und 12 Uhr im medizinischen Klinikum zu melden; alle dürfen der sorgfältigsten Pflege gewärtig seyn".[153] Die Bürger, welche Bedenken hatten, sich in der Klinik vorzustellen, konnten sich auch zu Nasse privat begeben. Hier sprach wahrscheinlich die Angst, dass sich zukünftig die Kranken nur noch in der ambulatorischen Klinik behandeln lassen würden und der klinische Unterricht an der universitären Klinik aufgrund fehlender Patienten vernachlässigt werden müsste.

Im August des Jahres 1817 erschien die erste öffentliche Rechenschaft über das Wirken und Haushalten des „Vereins zur Krankenpflege verdienter hiesiger Einwohner", wiederum im „Hallischen patriotischen Wochenblatt". Hierin wurden die Zahl der behandelten Fälle sowie die eingegangenen Gelder und die Ausgaben veröffentlicht. Außerdem erhoffte

---

[152] Hallisches patriotisches Wochenblatt, 21. Stück (1816), S. 345.
[153] Hallisches patriotisches Wochenblatt, 20. Stück (1816), S. 330.

sich der Verein in diesem Artikel, dass der „Staat für die Zukunft die jährlich zugesagte Unterstützungssumme vermehren wird" und auch „die freywilligen Beyträge der Einzelnen sich hoffentlich vermehren werden", damit der Verein in der Lage wäre, „wie bisher in dringenden Fällen schon geschehen ist, dem Genesenden auch noch eine Unterstützung in baarem Gelde zur Fortsetzung seines durch die erlittene Krankheit ins Stocken gerathenen Gewerbes reichen zu können."[154]

Auch Krukenberg als Leiter der ambulatorischen Klinik hatte Rechenschaft abzulegen, vor dem ihn unterstützenden halleschen Verein einerseits, und vor dem Ministerium der geistlichen, Unterrichts- und Medizinalangelegenheiten, durch dessen Einwilligung die Klinik erst entstehen konnte und auch finanziell unterstützt wurde, andererseits. Auf diese Berichte soll später eingegangen werden.

5.3 Die Einrichtung der Krukenbergschen ambulatorischen Klinik

Die ambulatorische Klinik der Stadt Halle wurde um Ostern des Jahres 1816 eröffnet, dies ist auf der ersten Seite des 1820 veröffentlichten ersten Bandes der „Jahrbücher der ambulatorischen Klinik zu Halle" zu erfahren.[155] Zusätzlich zu den 700 Talern von Staat und Verein wurde vom Ministerium eine Summe von 50 Talern dafür gezahlt, „dass sich diese Klinik in Krankheitsfällen auch den Armen unter den hier Studirenden ärztlich annehmen möchte."[156] Mit den Worten: „So stützt sich die neue Anstalt auf das Wohlwollen und den gnädigen Schutz des hohen Ministeriums und auf den Bürgersinn der hiesigen Einwohner",[157] bedankte sich Krukenberg bei beiden.

---

[154] Hallisches patriotisches Wochenblatt, 23. Stück (1817), S. 583.
[155] Vgl. Krukenberg (1820), S. 1. Krukenberg hatte auf Drängen des Ministeriums zwei Bände dieser Jahrbücher herausgegeben, auf welche in einem gesonderten Kapitel näher eingegangen wird.
[156] Krukenberg (1820), S. 2.
[157] Ebd.

Sein Dank galt auch den Ärzten, welche Krukenberg als so genannte „Hülfsärzte" bei der täglichen Versorgung der Patienten und Betreuung der kranken Studenten behilflich waren. Er hatte dabei „das Glück, von sehr braven, geschickten und thätigen Gehülfen unterstützt zu werden", die er sich selbst aussuchen durfte.[158] Wie diese Auswahl aussah und ob die Ärzte während der ein- oder auch mehrjährigen Tätigkeit eine Bezahlung erhielten, geht weder aus den „Jahrbüchern" noch aus dem Rechenschaftsbericht des Vereins im „Hallischen patriotischen Wochenblatt" hervor.

Außer diesem „Hülfsarzte" gab es noch einen Wundarzt, „der die kleinen chirurgischen Geschäfte zu versorgen" hatte. Jener wechselte scheinbar nicht so regelmäßig, in den Jahren 1816 bis zur Veröffentlichung 1820 hatte der Stadtwundarzt Herr Kade diese Stelle inne.
Der Begriff Wundarzt ist die frühere, vom Mittelalter bis in die zweite Hälfte des neunzehnten Jahrhunderts verwendete Bezeichnung für Chirurgen. Chirurgie heißt wörtlich übersetzt nichts anderes als Handwerk.[159] Andere sehen in der Chirurgie die Lehre vom Heilen durch den alleinigen Gebrauch der Hände.[160] Wundärzte hatten in der Regel eine handwerkliche Ausbildung mit abgeschlossener Gesellenprüfung. Die chirurgische Tätigkeit beinhaltete vor allem das Verbinden bei Verletzungen, die Wundbehandlung mit Salben, Kräutern und ätherischen Ölen, die Blutstillung sowie die Einrichtung von Frakturen und Luxationen.[161] Die akademisch ausgebildeten Ärzte nahmen keine chirurgischen Eingriffe vor, „der Doktor pochte auf seine gelehrte Bildung und sah auf den Wundarzt, wie auf die Chirurgie überhaupt, stolz herab".[162]

---

[158] Krukenberg (1820), S. 3.
[159] Vgl. Bergmeier (2002), S. 5.
[160] Vgl. Forgue; Bouchet (2000), S. 911.
[161] Vgl. Bergmeier (2002), S. 5.
[162] Bergmeier (2002), S. 23.

Im Jahr 1825 wurde die Aufteilung der Heilkunde in Medizin und Chirurgie in Preußen aufgehoben, die Medizinstudenten mussten einen Unterricht in Chirurgie mit anschließender Prüfung absolvieren, von den Wundärzten wurden zusätzlich medizinische Kenntnisse verlangt.[163] Aber erst 1852 wurden durch eine Verordnung Medizin und Chirurgie formell vereinigt. Von nun an führten die approbierten Ärzte den Titel „Praktischer Arzt, Wundarzt und Geburtshelfer". Dies galt allerdings nicht für alle deutschen Staaten, einige behielten weiterhin unzählige Abstufungen der Heilberufe bei. So gab es beispielsweise in Württemberg 1848 drei Arten von promovierten Ärzten und neun Kategorien von Wundärzten mit zwanzig Untergruppen. Die Vereinigung von Medizin und Chirurgie in allen deutschen Staaten fand erst mit der Reichsgründung 1871 statt.[164]

Die ambulatorische Klinik befand sich in der Brüderstraße, unweit des Marktplatzes, parallel zur Großen Steinstraße verlaufend. Im heutigen Gebäude Brüderstraße 5, dem damaligen Privathaus Krukenbergs, waren im unteren Geschoss die Räumlichkeiten der Klinik untergebracht. Das Haus wurde folgendermaßen beschrieben: „ein älteres, 3stöckiges Patrizierhaus mit kleinem, leichtem Balkon über der hohen Haustüre".[165] Es handelt sich um einen 1707 errichteten barocken Massivbau, dessen Stil auf einen wohlhabenden Bauherrn schließen lässt. Bemerkenswert scheinen die Kreuzstockfenster, die erhaltenen Flügeltüren im Erdgeschoss und ersten Obergeschoss sowie mehrere wertvolle Stuckdecken. Außerdem befindet sich unter dem Gebäude ein mittelalterlicher Keller mit dreijochigem Kreuzgratgewölbe, welcher zu einem sehr großen und repräsentativen Hof gehört haben muss.[166]

---

[163] Vgl. Hudemann-Simon (2000), S. 47.
[164] Vgl. ebd., S. 48.
[165] Schultze-Galléra (1920) Bd.1, S. 93.
[166] Vgl. Feigl (1999), S. 13f.

Ab 1815 bewohnte Familie Krukenberg dieses Haus. Eine Tafel über dem Eingang erinnert noch heute mit den Worten: „Hier wohnte Peter Krukenberg" daran. Das Gebäude, bis 1991 als Lager vom Autobahnamt genutzt, ist heute baufällig und wird von Gerüsten und Stützen getragen,

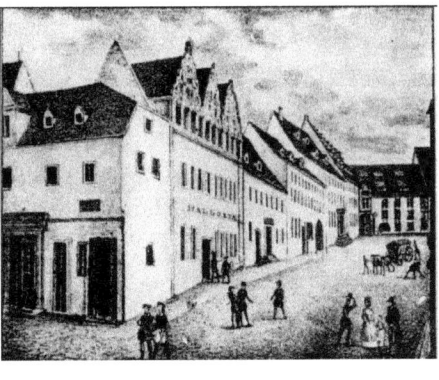

Abb.9 Brüderstraße, zeitgenössische Darstellung

jahrelanger Leerstand und Nässe führten zu Deckendurchbrüchen und Schwammbefall. 1993 wurden Sicherungsarbeiten durchgeführt, 1997 wurde das Grundstück an die Alteigentümer zurückgeführt.[167]

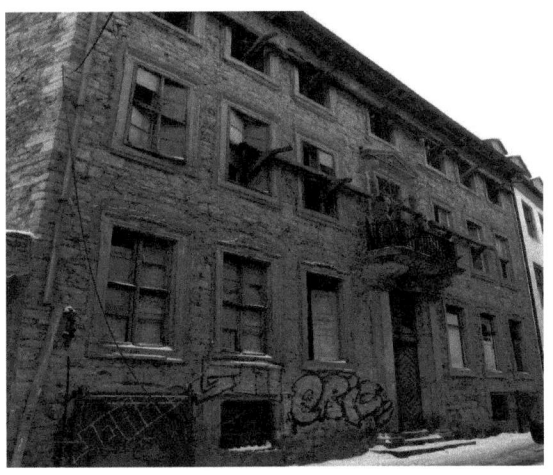

Abb.10 Brüderstraße Nr. 5, heute

Die ab 1816 in dem Gebäude befindliche Klinik enthielt nach Krukenbergs Beschreibung „eine Wohnung für den Hülfsarzt, ein Zimmer, in welchem der klinische Unterricht ertheilt wird; eins, in welchem sich die Kranken oder ihre Angehörigen versammeln; und ein viertes, in dem sich die der

---

[167] Vgl. Feigl (1999), S. 15.

Anstalt nöthigen Geräthe befinden. Zu letzteren gehören ein vollständiges chirurgisches Verbindezeug, ein Apparat zum Schröpfen, männliche und weibliche Katheter, sowohl silberne als auch elastische, Sonden zur Untersuchung des Oesophagus und des Mastdarms, Bougies, grössere und kleinere Klystierspritzen, Mutterspritzen, eine Spritze zum Lufteinblasen bei plötzlich Verunglückten, mehrere kleine Spritzen, ein Vorrath von Binden, Charpie, Schwämme, Heftpflaster u.s.w. Instrumente, die seltener gebraucht werden, giebt meine Privatsammlung gern her. Ausserdem besitzt die Anstalt Barometer, Thermometer, Hygrometer, eine Elektrisirmaschine, eine Galvanische Säule, ein kleines magnetisches Baquet, eine Sammlung officineller Pflanzen, und eine bereits ziemlich vollständige Sammlung theils einfacher, theils zusammengesetzter Arzneistoffe – Gegenstände, die teils zum Heilgeschäft, theils beim klinischen Unterrichte benutzt werden."[168]

Die ambulatorische Klinik Krukenbergs beschäftigte sich hauptsächlich mit so genannten „medicinischen Kranken", worunter heute die Patienten mit überwiegend internistischen Krankheitsbildern zu verstehen wären. Eine genaue Auflistung der Fälle in tabellarischer Form ist den beiden Bänden der „Jahrbücher der ambulatorischen Klinik zu Halle" zu entnehmen.
Allerdings, so Krukenberg selbst, bewegte sich die Klinik nicht ausschließlich in diesem Kreise. Man pflegte „von Zeit zu Zeit auch einige chirurgische Kranke aufzunehmen" und tat dies „durchaus nicht ohne Absicht": „Kommt der Arzt ins praktische Leben, so darf ihm die Chirurgie keineswegs unbekannt seyn, wenn er nicht die stümperhaftesten Missgriffe thun will."[169]
Eine Trennung der Medizin von der Chirurgie kam für Krukenberg nicht in Frage, er selbst war ja auch als Arzt, Operateur und Geburtshelfer

---
[168] Krukenberg (1820), S. 5f.
[169] Ebd., S. 13f.

approbiert, außerdem hatte er bereits vor Aufnahme seines Medizinstudiums eine anatomische und chirurgische Ausbildung genossen. Er bedauerte es, „wenn Aerzte, die in der Chirurgie ganz unwissend sind, diese herrliche Kunst verspötteln, sie wohl gar für ein Handwerk ausgeben, um Andern einen Ekel vor derselben einzuflössen." Schließlich sei die Chirurgie „einer der nothwendigsten und nützlichsten Zweige der Heilkunde; tritt sie mit Sinn auf, so kann sie sich mit vollem Rechte der Medicin gleich stellen. Niemand kann ein tüchtiger Arzt seyn, der in dieser Doktrin ein Fremdling blieb; eben so wenig derjenige, der die Institutionen der Geburtshülfe nicht kennt."[170]

Weiterhin klagte er darüber, wie schlecht auch die Krankheiten der weiblichen Geschlechtsorgane von ungeübten Ärzten beurteilt und behandelt werden: „Wie oft werden hier die wichtigsten Uebel ganz übersehen und nur die sympathischen Erscheinungen derselben, aber auf ganz verkehrte Weise, in Anspruch genommen."[171]

Um eben solche Einseitigkeiten im Wissen und in der Behandlung der verschiedenen Krankheitsbilder, welche durch eine zu strenge Scheidung der einzelnen Zweige der Heilkunde herbeigeführt werden, zu verhüten, wurden chirurgische Fälle in Krukenbergs Klinik nicht ausgeschlossen, vor allem um an einzelnen Beispielen die Wichtigkeit und das Interesse den jungen Ärzten und Studierenden anschaulich zu machen. In der Regel wählte Krukenberg für diesen Zweck „Augenentzündungen, Entzündungen der Muskeln, der Knochen, des Zellgewebes, Geschwüre, Fisteln und andere dynamische Krankheiten, die man gewöhnlich der Chirurgie zutheilt, obgleich sie eben so gewiss zur Medicin gehören, als Lungenentzündung, Schwindsucht und ähnliche Krankheiten, und der Arzt sie um so weniger vernachlässigen sollte, da sie ihm die schönste Gelegenheit verschaffen, manche Vorgänge, z. B. Entzündung, Effusion, Bildung von

---

[170] Krukenberg (1820), S. 14f.
[171] Ebd., S. 15.

Eiter, Verschwärung, Brand, Absonderung des Todten vom Lebendigen, Granulation u. s. w. , die sich bei mehr verdeckten Organen schwer oder gar nicht verfolgen lassen, genau beobachten zu können."[172] Solche Kranke allerdings, „bei denen bedeutende Operationen gemacht werden müssen, überlassen wir dagegen unserer chirurgischen Klinik, die mit einem bequemen Lokal zur Aufnahme und Pflege derselben versehen ist. Eben so behandeln wir Weiberkrankheiten aller Art; Schwangere aber und solche Kranke, die sich zur Aufnahme ins Gebährhaus eignen, überlassen wir diesem."[173]

Dass diese Einstellung, alle Krankheiten selbst heilen zu können und zu wollen, zu Konkurrenzdenken, Auseinandersetzungen und Streitigkeiten mit anderen Kollegen der Medizinischen Fakultät, vor allem mit den Chirurgen führte, lässt sich sicherlich leicht nachvollziehen. Beschwerden über die Behandlung „chirurgischer Fälle" durch den Internisten Krukenberg kamen immer wieder von dem Kollegen Weinhold.

Der Zweck der ambulatorischen Klinik war Krukenberg zufolge dreifach: Sie sollte Medizinstudenten und junge Ärzte praktisch unterrichten, der medizinischen Wissenschaft dienen und die ärztliche Pflege der Armen gewährleisten.[174]

Auch Hufeland[175] erkannte den Nutzen der ambulatorischen Kliniken und deren allgemeine Notwendigkeit an, hatte er doch 1810 an der neu gegründeten Berliner Universität eine Poliklinik für mittellose Kranke eingerichtet, an welcher praktischer ärztlicher Unterricht gehalten wurde. Nach der Lektüre des ersten Bandes der Krukenbergschen Jahrbücher

---

[172] Krukenberg (1820), S. 15f.
[173] Ebd., S. 16.
[174] Vgl. Krukenberg (1820), S. 2.
[175] Christoph Wilhelm Hufeland (1762-1836) war ab 1801 Leibarzt am preußischen Hofe, leitete die militär- und wundärztliche Ausbildungsstätte in Berlin und war 1810 an der Gründung der Berliner Universität beteiligt, wo er den Lehrstuhl für spezielle Pathologie und Therapie übernahm. Bekannt wurde er auch durch zahlreiche wissenschaftliche, sozialmedizinische und gesundheitserzieherische Veröffentlichungen. Vgl. Schneck (2002) , S. 298.

veröffentlichte er in seiner „Bibliothek der practischen Heilkunde" das Folgende: „Wenn der junge Arzt in den Lazarethen nur mit den Gegenständen seiner Kunst vertraut wird, und ausserdem keine Rücksicht weiter lernt, so führt ihn der ambulatorische Unterricht mehr in das Leben der medicinischen Praxis ein: er lernt seine Kunst so ausüben, wie er sie in Zukunft ausüben soll, und kommt in den Besitz mannichfaltiger Menschenkenntnis, die er sich in spätern Jahren nur durch manchen Missgriff und manchen Irrtum, der ihm noch dazu oft theuer zu stehen kommt, so erwerben kann, wie sie für jeden praktischen Arzt nothwendig und unerlässlich ist."[176] Umso erfreulicher war für Hufeland daher, „dass eine ambulatorisch-klinische Lehranstalt auch auf einer der berühmtesten Universitäten Teutschlands, die derselben bis zum Jahr 1816 entbehrte" gegründet wurde.

Auch für Krukenberg hat die ambulatorische Klinik den größten Nutzen in der Ausbildung von Medizinstudenten und jungen Ärzten, da, wie bereits erwähnt, das Studium damals ein hauptsächlich theoretisches war. Der durch den universitären Arzt und Professor angebotene praktische klinische Unterricht hatte für ihn seine Grenzen: „Jeder Mensch hat seine Neigungen: so auch der klinische Lehrer. Dieser liebt vorzüglich acute Fälle, jener zieht die chronischen vor; dieser Augenkranke, jener Nervenleiden. Dies ist und bleibt eine Einseitigkeit, die beim Unterrichte junger Aerzte, die nicht nur diese und jene Krankheiten, sondern alle kennen lernen müssen, wegfallen sollte."[177] Auch sollten in klinischen Anstalten nicht nur leicht zu heilende Fälle aufgenommen werden, da gerade der schwer Kranke der Hilfe bedarf und schwierig zu behandeln sei. Dies müsse ein umfangreich ausgebildeter Arzt ebenso lernen wie den Umgang mit Sterbenden und deren Angehörigen. Für Krukenberg war die Erlernung solcher Fähigkeiten in der ambulanten Versorgung von Patienten leichter

---

[176] Hufeland (1821), S. 238.
[177] Krukenberg (1820), S. 9.

zu erlernen als in einer stationären Einrichtung.[178] Aber er räumte ein, dass es auch sein Gutes habe, wenn einzelne Ärzte sich gut mit einzelnen Krankheiten oder Erkrankungen einzelner Organe beschäftigten, da hierdurch eine genauere Erkenntnis darüber erwachse. Allerdings sei dies nur für die fortgeschrittenen Ärzte ein Vorteil, geschehe aber diese Spezialisierung zu früh und zu einseitig, so entwickele sich „höchstens ein sehr beschränktes Talent, das in der Regel mehr schadet als frommt".[179]

Barriés, als ehemaliger Student und Assistent Krukenbergs, erkannte die Vorteile in der Betreuung ambulatorischer Patienten, wie Krukenberg sie betrieb. Auf den meisten Universitäten gäbe es zwar Polikliniken oder würden durch die stationäre Kliniken zumindest ambulante Kranke behandelt, doch sei hier lediglich die Beratung der Patienten oder gar nur deren Angehöriger durch den klinischen Lehrer gegeben, eine Methode, die „ebenso bedenklich für den Patienten war, wie unfruchtbar für den jungen Klinicisten, der aus solchen confusen Relationen nicht das Geringste lernte; das Aeusserste, was er dabei profitirte, war, zu erfahren, welches Mittel der Lehrer bei einem gewissen Krankheitsnamen, der schliesslich genannt wurde, verordnete."[180] Für den Autor ein „dürftiger Gewinn und von zweifelhaftem Werthe."

Nasse, damaliger Professor der Therapie und Leiter der medizinischen Klinik, dagegen sah in einer „bloß auf den Besuch von Kranken in ihren Wohnungen eingerichteten Anstalt" eine Unvollkommenheit für die ärztliche Ausbildung: „die Kranken können hier stets nur unter ungünstigen äußeren Verhältnissen von den jungen Aerzten beobachtet und behandelt werden, die Umgebungen, worin sich der Kranke nicht selten hier befindet, hindern theils durch ihre Widrigkeit, theils dadurch, daß sie die Ansteckungsgefahr vermehren, den jungen Arzt an einem so langen

---

[178] Vgl. Krukenberg (1820), S. 10.
[179] Krukenberg (1820), S. 10.
[180] Barriés (1866), S. 52f.

Verweilen bei den Kranken, als ihm im Krankenhaus ohne solche Beschwerden verstattet."[181]

In Nasses Klinik wurden ambulante Kranke behandelt, welche sich in der Klinik vorstellten. Auch besuchten seine Ärzte und Studenten Patienten in ihren Wohnungen, wenn diese sich nicht mehr in der Klinik einfinden konnten, und schließlich konnten Kranke stationär in die Klinik aufgenommen werden. Nur so vereinigte sich in der medizinischen Klinik nach Nasse „manche günstige Bedingung zu einer allseitigen Bildung angehender Aerzte für das Geschäft am Krankenbette."[182]

5.4 Theorien, Methoden, Techniken und klinischer Unterricht

Als Krukenberg seine Lehrtätigkeit begann, standen die Physiologie und das Verständnis für die Vorgänge im menschlichen Körper noch ganz unter dem Einfluss vitalistischer Konzepte und dem der romantischen Naturphilosophie Friedrich Wilhelm Schellings.[183]

Die Naturphilosophie versuchte, die Natur in ihrer Gesamtheit aufzufassen und in ihren allgemeinen Strukturen zu beschreiben, theoretisch zu erklären und teilweise auch zu deuten.[184] Schelling postulierte in seiner Lehre die Einheit von autonomer Natur und Geist. Inhalt seiner Philosophie war das Verständnis von einer Natur, die als sichtbar gewordener Geist begriffen, und von einem Geist, der als unsichtbare Natur verstanden werden konnte.[185]

Zeitgleich fand sich in Europa eine zweite Strömung, der Brownianismus. Darunter verstand man ein medizinisches Körper- und Krankheitskonzept, welches in ganz Europa wegen seiner Einfachheit sehr populär war. Der

---
[181] Nasse (1816), S.40.
[182] Ebd.
[183] Vgl. Eckart (2009), S. 198 und Frese (1944), S. 187.
[184] Vgl. http://www.muenster.org/august/philosophie/woerterb/naturpl.htm.
[185] Vgl. Eckart (2009), S. 198f.

Brownianismus sah als grundlegende Körpereigenschaft des Menschen dessen „Erregbarkeit", welche beim Gesunden mittelmäßig ausgeprägt sei. Bei übermäßiger, aber auch bei mangelhafter Erregbarkeit sei der Mensch krank. Alle Krankheiten ließen sich nach dieser Theorie zwischen beiden Extremen einordnen. Bei Übererregbarkeit (sthenische Krankheiten) empfahl Brown[186] Beruhigungsmittel, Aderlass, Abführ- und Brechmittel, bei Untererregbarkeit (asthenischen Erkrankungen) dagegen angebliche Stimulanzien wie Alkohol, Moschus und Opiate.[187]

Krukenberg war mit umfassendem Wissen ausgestattet, frei von jedem Schuldogmatismus, von jeder Systemstaffel, jedem Autoritätsglauben, war unbeeinflusst von den wechselnden Strömungen in der medizinischen Welt.[188] Weiterhin schätzte Krukenberg die Leistungen der Vergangenheit ebenso hoch, wie er bemüht war, den Fortschritten zu folgen, welche die Medizin innerhalb und außerhalb Deutschlands machte. Auch Barriés betonte, dass sein Lehrer sich fern hielt von der Naturphilosophie, die als „nebelhafte Speculation den Versuch machte, die exacten Wissenschaften [...] aus allgemeinen Begriffen zu construiren". Vielmehr war es die „wissenschaftliche Kenntnis des Realen", welche Krukenberg anstrebte, sowie die „Aneignung des praktisch Nützlichen".[189]

Das Zentrum seiner wissenschaftlichen Tätigkeit war die von ihm gegründete ambulatorische Klinik.[190] Mit dieser war er so innig verwachsen, dass er vierzig Jahre lang täglich seine Klinik abhielt, „das heisst im Jahre 365mal und im Schaltjahr einen Tag mehr."[191] Ferien und Erholungsreisen gab es für ihn nicht, denn die Kranken brauchten täglich

---

[186] John Brown (1735-1788), ein schottischer Arzt, veröffentlichte 1780 das Werk „Elementa Medicinae" und damit seine Theorie der „Erregbarkeit". Vgl. Eckart (2009), S. 165.
[187] Vgl. Eckart (2009), S. 165f.
[188] Vgl. Hirsch (1883), S. 238.
[189] Barriés (1866), S. 17f.
[190] Vgl. Hirsch (1883), S. 238.
[191] Barriés (1866), S. 7.

einen Arzt, die Schüler ihren Lehrer. Auch seien die Patienten, wie Krukenberg scherzend zu sagen pflegte, „für einen Doktor das beste Amüsement".[192] Täglich hielt er drei Vorlesungen, die im Sommer schon um sechs Uhr begannen, mehrere Stunden klinischen Unterricht, worauf häufig Sektionen folgten. Weiterhin wurden ambulante Kranke besucht, außerdem versorgte er Patienten in einer Privatpraxis und hielt weitläufige Korrespondenzen. Für all diese Aktivitäten waren ein klar strukturierter Tagesablauf und eine gute Organisation notwendig.[193]

Der klinische Unterricht wurde in den Vormittagsstunden von elf bis gegen zwei Uhr erteilt. Hierzu hatten sich Lehrer und Zuhörer pünktlich einzufinden, auch die Kranken oder die Angehörigen derer, die das Haus nicht verlassen konnten, trafen zu diesem Zeitpunkt in der Klinik ein. Diese Zusammenkunft wurde, wie bereits erwähnt, alle Tage abgehalten. Krukenbergs Meinung dazu war: „Die gewöhnlichen Geschäfte können und müssen am Feiertage ruhen, um den Geist der höheren Betrachtung zuzuwenden; die Geschäfte des Arztes machen mit Recht eine Ausnahme hiervon: sie sind ihrer Natur nach immer aufs Höchste gerichtet; und derjenige Arzt würde die heiligste Pflicht der Christen verletzen, der des Feiertags wegen seine Kranken vernachlässigen wollte."[194] Die Kranken in den Ferien vier bis sechs Wochen ihrem Schicksal zu überlassen, sei sowohl unchristlich als auch störend für das Gedeihen klinischer Anstalten. Die Schüler sahen diesen Umstand wohl ein, so dass nie alle auf einmal verreisten und diejenigen, welche blieben, die Arbeit der Abwesenden mit verrichteten.[195]

Außerhalb der Zeit des klinischen Unterrichts konnten sich Patienten im Notfall auch beim Direktor der Klinik oder dessen Hilfsarzt melden. „Verschämte Arme" kamen in der Klinik nicht öffentlich zur Sprache,

---

[192] Barriés (1866), S. 7.
[193] Vgl. Barriés (1866), S. 7.
[194] Krukenberg (1820), S. 6.
[195] Vgl. Krukenberg (1820), S. 6.

sondern wurden in aller Stille von Krukenberg selbst, vom Hilfsarzt oder von einem der jungen Ärzte, dem sich der Kranke anvertrauen wollte, untersucht und behandelt.[196]

In der Krukenbergschen Klinik bestand die Regel, jeden Kranken, der sich meldet, anzunehmen, denn „wer krank ist, bedarf der Hülfe; dem Armen muss unentgeltlich geholfen werden".[197]

Damit die kurze Zeit, welche die meisten Studenten für das Studium der Medizin verwenden konnten, sinnvoll genutzt wurde, pflegte Krukenberg diejenigen, „die sich schon in den Besitz der vorbereitenden Kenntnisse der Heilkunde gesetzt, und die Vorlesungen über Heilmittellehre, allgemeine Pathologie und Therapie gehört haben, in die Klinik aufzunehmen, während sie noch mit den Vorlesungen über besondere Pathologie und Therapie, Chirurgie und Geburtshülfe beschäftigt" waren.[198]

Im ersten Band seiner „Jahrbücher" setzte sich Krukenberg mit den kritischen Stimmen auseinander, die sich wünschten, dass die Studierenden sich während ihrer Studien intensiver mit den theoretischen Fächern beschäftigen und erst am Schluss der Ausbildung für ein halbes Jahr die Klinik besuchen. Doch gab Krukenberg hier zu bedenken, dass der klinische Unterricht für die Bildung der Ärzte von höchster Wichtigkeit sei, denn schließlich sei die Heilkunde eine Wissenschaft, die nur zum Teil durchs Anhören von Vorlesungen und aus Büchern erlernt werden könne. Das meiste müsse der Arzt aus und von der Natur lernen.[199]

Um seinen Schülern dieses Lernen zu ermöglichen, hat sich Krukenberg für seinen klinischen Unterricht folgende Struktur einfallen lassen: „Die

---

[196] Vgl. Krukenberg (1820), S. 7f.
[197] Krukenberg (1820), S. 8.
[198] Ebd., S. 20f.
[199] Vgl. Krukenberg (1829), S. 17.

ambulatorische Klinik verbreitet sich über ganz Halle[200]; es würde den jungen Aerzten zu viel Zeit rauben, wenn ihre Kranken zu weit von einander wohnten. In dieser Hinsicht habe ich die Stadt in sechs Districte getheilt; jeder District ist mit einem schon etwas geübten Arzt versehen, der die Klinik wenigstens schon ein, anderthalb, oder zwei Jahre fleissig besucht hat; ihm sind drei, vier bis sechs der jungen Klinicisten zugesellt, welche die leichtern Fälle behandeln, und von jenem hierbei unterstützt werden. Diese Einrichtung bewährte sich als zweckmässig; sie wirkt anregend auf die jungen Aerzte; ein jeder arbeitet dahin, den ihm übertragenen Bezirk in Ordnung zu halten; es wird dies zur Ehrensache; er wünscht, es den übrigen wenigstens gleich zuthun; er lernt die Bewohner seines Bezirkes, die Krankheitsanlagen ganzer Familien bald sehr genau kennen, und ermahnt die Kranken, bei Zeiten Hülfe zu suchen."[201] Auch auf das Verhalten der Ärzte und Studenten untereinander sowie auf die Leistungen aller hatte dieses Vorgehen positiven Einfluss: „Der Geübtere sucht eine Ehre darin, wenn er die jüngern unterweisen und belehren kann; diese strengen sich an, um dahin zu kommen, dass ihnen zukünftig auch diese Ehre zu Theil werde."[202]

Natürlich hatte auch Krukenberg als klinischer Leiter und Arzt der armen Kranken einen Vorteil durch diese Methode des Lernens und Lehrens untereinander. Er schätzte selbst ein, dass es ihm und seinem Hilfsarzt unmöglich wäre, die ganze Masse von Patienten täglich zu besuchen. Schwierige Fälle allerdings wurden vom Direktor oder vom Hilfsarzt selbst besucht, auch Kranke, die es wünschten, konnten auf einen Hausbesuch Krukenbergs hoffen.[203]

---

[200] Nach der Eingliederung der Vorstädte Glaucha und Neumarkt zählte Halle im Jahr 1817 knapp 21.000 Einwohner, diese Zahl wuchs 1820 auf 23.408 und 1830 auf 25.546 an. Vgl. Hecht (2006), S.101.
[201] Krukenberg (1820), S. 23f.
[202] Ebd., S. 24.
[203] Vgl. Krukenberg (1820), S. 24f.

Die Patienten, die sich ambulant in der Klinik behandeln ließen, wurden von einem der Studenten, in deren Bezirk sie wohnten, im Beisein des Lehrers und der übrigen Zuhörer untersucht. Hierbei war es für Krukenberg wichtig, dass schonend und freundlich verfahren wurde. „Man denkt gewöhnlich nur an die Wohlthat, die man dem Armen erzeigt, und verliert zu leicht die Geduld, wenn dieser durch Einfalt oder Unart das Geschäft erschwert. Junge Aerzte dürfen es nie vergessen, dass sie den armen Kranken sehr viel Dank schuldig sind, gerade weil diese ihnen am meisten behülflich werden, sich gründliche Kenntnisse in der Heilkunde zu sammeln, und so das ganze Glück ihres künftigen Lebens zu gründen."[204]

In den Akten des Geheimen Staatsarchivs Preußischer Kulturbesitz finden sich allerdings Schriftstücke, die belegen, dass die Schüler Krukenbergs nicht die Geduld und Dankbarkeit erlernten, welche der Lehrer sich erhoffte. So liest man in einem Schreiben von Langermanns an Hufeland: „Mir hat man in Halle u. hier versichern wollen, dass der klinische Unterricht des Krukenbergs die jungen Ärzte zu einem rohen Verhalten verleite [...]"[205] Auch von Koenen berichtete Negatives: „Wenn ich im Ganzen unparteiisch nach meiner Überzeugung sprechen soll, so hatten die, welche ausschließlich von p Krukenberg gebildet waren, etwas Anmassendes, Kekkes und Dreistes in ihren Festsazzungen und Anordnungen so dass die an Gränzen der Kunst wenig Glauben zu haben scheinen; vorzüglich zeichneten sie sich durch Unglauben an Meynungen Andrer aus."[206]

Krukenberg selbst scheint auch nur die Methoden, welche er für richtig hielt, akzeptiert zu haben. So ist es natürlich nicht verwunderlich, wenn dieses Denken und Handeln auf die Schüler übergegangen ist.

---

[204] Krukenberg (1820), S. 25.
[205] GStA I.HA Rep 76 Va Sekt. 8 Tit. X Nr.11 S. 53: Schreiben vom 02.06.1819.
[206] GStA I.HA Rep 76 Va Sekt. 8 Tit. X Nr.11 S. 55: Schreiben vom 19.06.1820.

Ein Beispiel hierfür ist die Anamnese, die Erhebung der Krankengeschichte des Patienten. Sein ehemaliger Student und späterer Assistent Barriés schrieb darüber: „Für das Krankenexamen boten sich ihm zwei Wege. Auf dem ersten nämlich wird der ganze gegenwärtige Zustand des Patienten, zunächst abgesehen von seinen Klagen, dargelegt und möglichst genaue Anamnese über alles, was ihn im Leben an Krankheiten betroffen hat, aufgenommen, woran sich dann am Schluss das specielle Eingehen auf die vorliegende Krankheit anschliesst. Der andere Weg, welchen Krukenberg betrat, ist derjenige, wo direct von den Klagen des Patienten ausgegangen wird, wobei dann der status praesens von selbst sich entwickelt und aus ihm heraus Anknüpfungspuncte für die anamnestischen Momente, wir möchten sagen fast freiwillig sich stellen. Man kann darüber in abstracto hin und her debattiren, welcher von beiden Wegen der vorzüglichere und ob nicht der erstere der bessre sei, zumal er den Schein grösserer Gründlichkeit für sich habe; uns ist es nicht zweifelhaft, dass der Krukenberg'sche am besten und sichersten sein Ziel erreiche."[207]

Nach dem so genannten Krankenexamen schloss sich die klinische Untersuchung an, hier lag dem Lehrer sehr daran, dass der Lernende „sich nach allen Kräften durch seine Sinne unterrichte, daß er ohne Vorurteil recht genau beobachten lerne. Daher auch das instruktive Betasten der kranken und gesunden Partien, das völlige Entkleiden der Patienten."[208] Krukenberg soll zu den Kranken gesagt haben: „Alles ab, nun munter, Hosen herunter" und zu seinen Studenten: „Sie müssen auf seiner Haut wie im botanischen Garten herumspazieren".[209] Hierbei versäumte der Lehrer es nicht, auf zufällige Anomalien, Muttermale, veraltete Hautausschläge, Augenkrankheiten etc. hinzuweisen, welche nicht akut behandelt, aber erkannt werden mussten und zum Teil Aufschlüsse über das Grundleiden der

---

[207] Barriés (1866), S. 38f.
[208] Hauck (1867), S. 29.
[209] Ebd.

Patienten gaben.[210] Für solche Zwecke wurden auch Listen mit Menschen in und um Halle, die mit verschiedenartigen Krankheitserscheinungen behaftet waren, geführt. Solche Personen wurden dann von Zeit zu Zeit einbestellt und als Anschauungs- und Unterrichtsobjekte benutzt, um z. B. chronische Herzkrankheiten, Lungenleiden und Geschwülste zu studieren.[211]

An Untersuchungstechniken nahm Krukenberg die neuesten Techniken auf: „Als Laennec's grosse Entdeckung[212] in den meisten, wenn nicht in allen deutschen Klinken noch vornehm belächelt wurde, galt in der Hallischen das Stethoskop bereits für das unentbehrlichste Hülfsmittel bei der Diagnose der Brustkrankheiten."[213] Zusätzlich kam die durch Auenbrugger[214] entdeckte Methode der Perkussion, teils mittels Plessimeter[215] zum Einsatz. Auch auf das Riechen verschiedener Eiterbeschaffenheiten und das Schmecken diabetischen Urins legte der Lehrer großen Wert. Doch auch die beginnende physiologische Chemie hielt in der Klinik Einzug. Chemische Analysen wurden allerdings nur mit leicht anzuwendenden Reagenzien unternommen, um etwa zu sehen, ob ein Auswurfstoff viel Säure oder Kali, viel Eiweiß oder Blut enthalte.[216] Dass auch die Mikroskopie an Krukenberg und seinen Studenten nicht vorbei

---

[210] Vgl. Barriés (1866), S. 43f.
[211] Vgl. ebd., S. 44f.
[212] René Théophile Hyacinthe Laennec (1781-1826) erfand 1806 das Stethoskop beim Untersuchen einer jungen Patientin. Er war zu verlegen, sein Ohr auf ihren Brustkorb zu legen, um sie abzuhören. Er rollte einige Lagen Papier zusammen, platzierte ein Ende an seinem Ohr und das andere auf der Brust der Frau. Das Geräusch wurde klar und deutlich weitergeleitet.
Vgl. www.antiquemed.com/ monaural_stethoscope.htm
[213] Barriés (1866), S. 37.
[214] Joseph Leopold von Auenbrugger (1722-1809) erkannte die Schallunterschiede, die entstehen, wenn man an verschiedenen Stellen der Brustwand auf deren Oberfläche klopft, beschrieb 1761 diese Dämpfung und erklärte sie mit dem unterschiedlichen Luftgehalt der Gewebe. Dieses Wissen um die Perkussion geriet in Vergessenheit, wurde erst von Jean-Nicolas Corvisart (1755-1821) wiederentdeckt und 1808 erneut publiziert. Vgl. Eckart (2009), S. 177.
[215] Plessimeter: dünnes, spatelförmiges Metall- oder Elfenbeinplättchen, welches fest auf den zu untersuchenden Körperabschnitt gedrückt und mit einem Perkussionshammer beklopft wurde. Der Vorteil hier war, dass der Klopfschall bedeutend lauter war als bei der direkten Perkussion.
Vgl. Wörterbuch medizinischer Fachbegriffe (2007), S. 618.
[216] Vgl. Krukenberg (1820), S. 40.

ging, beweist ein in der Privatsammlung von Tino Mappes in Karlsruhe aufbewahrtes Mikroskop der Firma Schiek in Berlin. In einer Auslieferungsliste der Firma ist zu lesen: „ [...] Mikroskop für Herrn Geheimrath Krukenberg in Halle".[217] Das Mikroskop gelangte nach dem Tode Krukenbergs erst in den Besitz des cand. med. Steinhausen, danach fand es seinen Weg in das Elternhaus Krukenbergs, in die Rats-Apotheke in Königslutter, aus welcher es verkauft und 2008 in die Sammlung des Museums optischer Instrumente kam.[218]

War die Untersuchung des Kranken beendet, so fasste der Untersucher die Ergebnisse noch einmal zusammen, um zu sehen, ob alles richtig und vollständig aufgenommen wurde. Die übrigen Zuhörer wurden ermuntert, über das Gesagte ihre Meinung zu sagen. Krukenberg liebte es, wenn dabei Zweifel entstanden, er ließ gegebenenfalls die Patienten noch einmal erscheinen, wenn es Unsicherheiten gab. „Es kommt Alles darauf an, junge Aerzte aufzuregen, ohne Vorurtheil recht genau und scharf zu beobachten. Es giebt Fälle genug, bei denen es nicht möglich ist, alle Thatsachen gleich anfangs fest zu begründen; hier muss die Untersuchung in der Folge erneuet und wieder erneuet werden, sollte sich auch am Ende nur ein wahrscheinliches Resultat ergeben."[219]
Aufgrund der Untersuchungen und deren Ergebnisse wurde die Diagnose gestellt. Der Untersucher gab hierüber als erster seine Meinung ab, indem er diese mit seinen Resultaten aus dem Krankenexamen zu belegen versuchte. Dann wurden die anderen Studenten und Ärzte gebeten, ihren Standpunkt zu vertreten, Gründe und Gegengründe zu suchen, um ein gemeinsames Ergebnis, eine Diagnose zu finden. Es fehlte hierbei nicht an Gelegenheiten, mehrere Krankheiten miteinander zu vergleichen, auf

---
[217] Vgl. www.musoptin.com, Signatur des Mikroskops nach freundlicher Auskunft Herrn Dr. Mappes': „Schiek in Berlin / N° 63", Auslieferungsliste liegt in Kopie Herrn Dr. Mappes vor.
[218] Vgl. www.musoptin.com.
[219] Krukenberg (1820), S. 28f.

Ähnlichkeiten und Differenzen, auf verschiedene Folgen derselben Krankheitskeime bei verschiedenen Individuen oder auf den Einfluss der Witterung hinzuweisen. Allerdings durfte dieses „Theoretisiren in der Klinik nicht zu weit getrieben werden, ob es gleich sehr nothwendig ist, junge Aerzte auch in dieser Hinsicht zu üben und anzuregen".[220] Um diesen Zweck zu verfolgen, hatte Krukenberg eine „kleine medicinische Gesellschaft" gegründet, die wöchentlich eine Sitzung von zwei bis drei Stunden abhielt und in der die Studierenden und jungen Ärzte kurze Vorträge über physiologisch-pathologische Inhalte vortrugen.[221]

Nach Abschluss der Diagnostik wurde, wieder gemeinschaftlich, die Therapie beraten. In den meisten Fällen waren die Kurverfahren sehr einfach. Krukenberg war der Überzeugung, dass viele Krankheiten schon durch eine zweckmäßige diätetische Behandlung, ohne Arzneien, schnell und sicher geheilt werden konnten. Wenn Medikamente eingesetzt wurden, waren dies wenige und einfache. Weiterhin gab Krukenberg zu, dass die Kenntnisse über das Leben der Organismen im gesunden und kranken Zustande höchst „dunkel und verwirrt" und das Wissen von den Bedingungen des Genesungsprozesses „höchst dürftig", daher die Erfahrungen „sehr zweideutig" waren.[222] Aus diesem Grunde wurde mit Arzneien eher sparsam umgegangen. War dies jedoch unumgänglich, bevorzugte Krukenberg die inländischen Mittel, denn diese waren „wohlfeil, kräftig, leichter zu beschaffen" als die ausländischen. Nur da, wo die inländischen Medikamente nicht ausreichten, wurde zu den teuren ausländischen Arzneien gegriffen. Dies geschah allerdings nur selten. Auch wurde beim Verschreiben von Rezepten auf möglichste „Simplicität"

---

[220] Krukenberg (1820), S. 30.
[221] Vgl. Krukenberg (1820), S. 30.
[222] Vgl. ebd., S. 33.

geachtet, da „Compositionen leicht zur Zersetzung der Mittel, ganz abgesehen von groben Fehlern, Anlass geben".[223]

Gegen neue Medikamente wehrte sich Krukenberg, da er die Meinung vertrat, dass man so vieler Mittel nicht bedarf. Für einen jungen Arzt sei es am ratsamsten, „wenn er sich vorerst mit den besten und bewährtesten Mitteln, und den mannichfaltigen Vortheilen bekannt macht, die sich aus ihrer geschickten Anwendung ziehen lassen". Weiter folgerte er, dass ein Arzt, der die Kunst versteht, „Blutentziehungen, Brechmittel, abführende Neutralsalze, die gewöhnlichen Reizmittel, Valeriana Arnica, Angelica, Kampher, die bittern Mittel, Eisen, Quecksilber, Antimonium, Mohnsaft und andere längst bekannte Dinge auf eine geschickte Art und Weise für die Heilzwecke zu nutzen", schon vieles in der Hand habe, wodurch sich Krankheiten gut bekämpfen ließen, denn erfahrene und gute Ärzte heilten mit den einfachsten und wenigsten Mitteln, während ungeschickte Mediziner immer nach neuen Mitteln suchten, weil sie keines richtig anzuwenden wüssten.[224]

Natürlich durfte die Klinik „nicht einseitig nur am Alten kleben". Die Heilkunde sollte vorwärts gebracht werden, neue Therapien, welche wirklichen Gewinn versprechen, sollten geprüft werden. Auch Krukenberg nutzte wohl von Zeit zu Zeit die Gelegenheit, neue Medikamente auszuprobieren.[225]

Krukenberg achtete andere Ärzte und deren Heilmethoden.[226] „Die unwissenschaftliche Homöopathie aber schmähte er als ‚arge Charlanterie', in solchem Grade, daß ein Schüler Krukenberg's, der Hahnemanns Lehre huldigte, als ‚Krudität' gelten würde. Wie oft rühmte er mit Stolz, daß die Homöopathie in Halle kein Glück gemacht habe; ja wo sie aufkäme und

---

[223] Krukenberg (1820), S. 33f.
[224] Vgl. Krukenberg (1820), S. 34f.
[225] Vgl. ebd., S. 35ff.
[226] Vgl. Hauck (1867), S. 14.

um sich griffe, müsse es um die Aerzte schlecht stehen: denn je besser diese sind, desto mehr treten die Afterärzte in den Hintergrund."[227]

Dass Krukenberg aber auch die Balneologie[228] nicht respektierte, erschien Hauck mehr eine „Bequemlichkeit" zu sein. Seiner Meinung nach hätten Brunnenkuren und Heilbäder häufiger Anwendung finden können, jedoch ging Krukenbergs Antipathie so weit, dass er „die großmächtige Wirkung Karlsbads, gegen Gallensteine sogar, nicht würdigte."[229]

Die meisten Patienten wurden „geheilt entlassen", dies belegte Krukenberg mit Zahlen und Tabellen in seinen beiden Bänden der „Jahrbücher".
Starb jedoch ein Kranker, so wurde von den Angehörigen die Erlaubnis zur Sektion eingeholt. „Der Lehrer selbst ist bei der Section immer zugegen, mit ihm vier bis acht der jungen Aerzte, je nachdem es der Raum verstattet. Vor der Section werden die Hauptpunkte der Krankengeschichte, vorzüglich die ätiologisch-diagnostische Seite derselben, nochmals erwogen, um aus diesen Momenten wenigstens einen wahrscheinlichen Schluss auf das zu bilden, was sich bei der anatomischen Untersuchung der Leiche ergeben möchte. Dann schreiten wir zur Section selbst, machen diese möglichst genau und vollständig, achten dabei nicht bloss auf die Organe, die uns der Hauptsitz der Krankheit zu seyn scheinen, sondern auch auf alle übrigen. Die anwesenden jungen Aerzte werden ermuntert, sich über alle sichtbaren Veränderungen in der Leiche genau zu unterrichten; gestatten es die Umstände, so nehmen wir einzelne Theile derselben, die vorzüglich durch die Krankheit litten, merkwürdige Krankheitsprodukte u.s.w., mit uns, um in der Klinik auch den übrigen Zuhörern eine möglichst klare Ansicht des Leichenbefundes zu verschaffen.

---

[227] Hauck (1867), S. 14.
[228] Unter Balneologie versteht man die Lehre von der therapeutischen Anwendung natürlicher Heilquellen, Heilgase und Peloide in Form von Bädern, Trinkkuren und Inhalationen. Als Begründer der wissenschaftlichen Balneologie gilt der Mediziner Emil Osann (1787-1842). Vgl. Brenke (2002), S. 483 und Engelhardt (2002), S. 451.
[229] Hauck (1867), S. 14.

Wichtige Stücke der Art werden aufbewahrt. Der Leichenbefund wird der Krankengeschichte zugefügt, mit dieser verglichen, und genau und strenge erwogen, ob die gestellte Diagnose richtig oder falsch, umfassend oder zu einseitig war."[230]

Wie Krukenberg sich durch die Behandlung chirurgischer Kranker Ärger mit den chirurgischen Kollegen einhandelte, so kam es durch die vorgenommenen Leichenöffnungen zu Missstimmungen mit den Anatomen. Zahlreiche Briefe Meckels an den Magistrat der Stadt und an das Ministerium belegen diesen über Jahre währenden Streit.

Außer den klinischen Unterricht, welcher in den Mittagsstunden abgehalten wurde, hielt Krukenberg ab 1815 Vorlesungen. In seinem ersten Semester an der Halleschen Universität lehrte er laut Vorlesungskatalog des Sommersemesters 1815 den ersten Teil der Therapie, während die allgemeine Pathologie Kemme, die spezielle Pathologie Sprengel und die spezielle Therapie der akuten Erkrankungen Düffer unterrichteten.[231] Im Wintersemester 1815/16 las Krukenberg die allgemeine Pathologie und Therapie und zwar fünfmal pro Woche um sieben Uhr morgens.[232] Nach Übernahme der ordentlichen Professur für Pathologie und Therapie durch Professor Nasse wurden die Vorlesungen unter Nasse, Krukenberg und Sprengel[233] aufgeteilt. So lehrte Krukenberg beispielsweise die allgemeine Pathologie und Therapie, Nasse und Sprengel die spezielle Pathologie und TherapieNach dem Weggang Nasses im Jahr 1819 übernahm Krukenberg den theoretischen Unterricht in den Fächern allgemeine und spezielle Pathologie und Therapie fast vollständig, zusätzlich hielt Professor

---

[230] Krukenberg (1820), S. 37f.
[231] Vgl. Vorlesungskatalog der Friedrichs-Universität Halle (Sommersemester 1815), S. 5f.
[232] Vgl. Vorlesungskatalog der Friedrichs-Universität Halle (Wintersemester 1815/16), S. 4f.
[233] Kurt Polykarp Joachim Sprengel (1766-1833), Professor der Medizin und Direktor des Botanischen Gartens in Halle. Vgl. Rohlfs (1880), S. 218 ff.

Friedländer[234] von 1824 bis 1833 jeweils im Sommersemester die Vorlesungen über allgemeine Pathologie und Therapie. Ab 1833 lehrten noch Dr. Baumgarten-Crusius und ab 1838 Privatdozent Dr. Rosenbaum Teile der Pathologie und Therapie.[235]

Spätestens ab 1822 lässt sich ein gewisses Prinzip in Krukenbergs Lehrplan erkennen. Hauck schrieb darüber: „Der Kursus von Krukenbergs Vorlesungen umfaßte ein Jahr; und zwar las er im Sommersemester über Fieber, Kachexien, Entzündungen, Nervenkrankheiten, über die Krankheiten der Lunge und des Herzens; im Winterhalbjahr handelte er ab die Hautkrankheiten, allgemeine Pathologie und Therapie, die Krankheiten der gastrischen Organe, der Harn- und Geschlechtswerkzeuge, endlich der Geisteskrankheiten."[236] Von kleineren Abweichungen im Lehrplan folgten die Vorlesungen Krukenbergs bis 1842 diesem Prinzip.

Ab dem Sommerhalbjahr 1842 wiederholten sich seine Vorlesungszyklen nicht mehr jährlich. So wurden im Sommer 1842 lediglich die Verdauungsorgane behandelt, im darauffolgenden Wintersemester die Respirationsorgane, das Herz und die Haut, und erst im Sommer 1843 die Harn- und Geschlechtsorgane, das Rückenmark, das Gehirn sowie die inneren und äußeren Sinne.[237] So mussten die Studenten, um alle Vorlesungen bei Krukenberg hören zu können, nun achtzehn statt zwölf Monate klinische Veranstaltungen besuchen.

---

[234] Ludwig Herrmann Friedländer (1790- 1851), Professor der theoretischen Medizin, Geschichte der Medizin und Pathologie. Vgl. Allgemeine deutsche Biographie (1878) Bd. 7, S. 397 f.
[235] Vgl. Vorlesungskatalog der Friedrichs-Universität Halle-Wittenberg (Sommersemester 1833), unpag. und Vorlesungskatalog (Wintersemester 1837/38), unpag.
[236] Hauck (1867), S. 17.
[237] Vgl. Vorlesungskatalog der Friedrichs-Universität Halle-Wittenberg (Sommersemester 1842), unpag. und Vorlesungskatalog (Wintersemester 1842/43), unpag.

Im Sommersemester begann die erste Vorlesung um sechs Uhr morgens, die nächste folgte um sieben Uhr, im Winterhalbjahr wurden die morgendlichen Vorlesungen ab sieben Uhr abgehalten.[238]
Sowohl für die Professoren als auch für die Studenten war ein solches Pensum sicher nicht leicht zu bewältigen, zumal für die klinischen Vorlesungen, d. h. Pathologie und Therapie, Chirurgie, Geburtshilfe etc. nur zwei Semester zur Verfügung standen. Eine praktische Ausbildung während der Vorlesungszeit war nicht vorgesehen, Praxis konnte nach damals gängiger Meinung nach der theoretischen Ausbildung erworben werden. Doch wie bereits angedeutet, machte Krukenberg hier eine Ausnahme: Studierende, die bereits die allgemeine Pathologie und Therapie bei ihm gehört hatten, wurden in die klinischen Kurse aufgenommen. Laut Hauck ein Vorteil, denn Krukenberg unterbrach in seinen Vorlesungen den theoretischen Vortrag häufig und brachte Krankengeschichten ein, während in der Klinik fast keine theoretischen Exkurse stattfanden, da hier die Zeit zu knapp bemessen war. Auch die Vorlesungen sollten praktische Ärzte bilden.[239]

Glaubt man Carl Ludwig Schleich, welcher in seinen Lebenserinnerungen „Besonnte Vergangenheit" eine Anekdote seines Vaters über den Krukenbergschen Unterricht berichtete, dann schien die theoretische Ausbildung der praktischen deutlich nachzustehen: „Da sind wir gerade beim Studium der Ruhrkrankheit. Weißt Du, wie uns der alte Krukenberg den ganzen gelehrten Kram in ein paar Worte zusammenfaßte ? Er sagte: 'Meine Herren ! Hosen 'runter, Hosen 'ruff ! - Hosen 'rrunter, Hosen 'rruff - Hosen

---

[238] Vgl. Vorlesungskatalog der Friedrichs-Universität Halle-Wittenberg (Sommersemester 1822), unpag. und Vorlesungskatalog (Wintersemester 1822/23), unpag.
[239] Vgl. Hauck (1867), S. 17f.

'rrunter, Hosen 'rruff - - un nischt – wie'n Eßlöffel voll Blut - - dat ist de Ruhr."'[240]

Wie sehr sich der Vater des oben genannten Autors aber geirrt haben muss, belegen auch heute noch die Berichte des ehemaligen Studenten Krukenbergs Hauck. Dieser beschrieb eine klare Struktur in den Vorlesungen Krukenbergs, so beispielsweise in der Vorlesung über allgemeine Pathologie und Therapie: „Zuerst wird das Entstehen der Krankheit betrachtet: ihre Natur, die Zeichen, der Verlauf, ihre Differenzen. Sodann folgt die Lehre von den Bedingungen zur Entstehung der Krankheit: die allgemeine Aetiologie, und zwar 1, die Anlage des Organismus und 2, die schädlichen Einflüsse der Außenwelt. Den zweiten Theil der allgemeinen Krankheitslehre bildet das Vergehen der Krankheit: die Gesetze der Naturheilkraft, danach die Regeln, welche den Arzt bei Behandlung der Krankheiten leiten müssen."[241]

In den Vorlesungen wurden neben Theorien zur Krankheitsentstehung auch Therapien erläutert: „In dem Kolleg über Entzündungen folgt massenhafter Theorie die klare Praxis. Als wesentliches Heilmittel stehen die Blutentziehungen obenan; erst nachdem sie den Weg gebahnt haben, sind abführende Salze, die zugleich auf Diurese wirken, zu empfehlen. Kruditäten im Magen- und Darmkanal werden nach Maßgabe ihrer Turgescenz durch Brech- und Abführmittel beseitigt."[242]

Ebenso wurden Bücher empfohlen, welche den Vorlieben Krukenbergs für bestimmte Autoren entsprachen: „Was die Literatur angeht, die ausgewählt und reichlich citirt wird, so fanden wir bei den Nervenkrankheiten die durchgehends bemerkte Thatsache bestätigt, daß Krukenberg die englische bevorzugt (Bell, Cullen, Fothergill, Whytt, Pemberton): sie galt ihm solider als die der Franzosen (...), ihre Sprache und Fassung sagte ihm mehr zu als

---
[240] Schleich (1921), S. 219.
[241] Hauck (1867), S. 23.
[242] Ebd., S. 18.

die lateinisch-italienische (...), und gegen deutsche Autoren (Hufeland, Raimann, Haase, Romberg) war er nicht ohne Vorurtheil."[243]

Einen weiteren Einblick in den Aufbau und die Gliederung der Vorlesungen geben die bei Aufräumaktionen auf dem Dachboden der ehemaligen I. Medizinischen Klinik in der Magdeburger Straße in den 1960er Jahren gefundenen Kollegbücher. Mampel zufolge handelt es sich hierbei um Vorlesungsmitschriften eines Sanitätsrates Hermann Krupp aus Dortmund.[244] Heute werden die acht in Leder gebundenen Bücher in den Sondersammlungen der Universitäts- und Landesbibliothek Halle aufbewahrt, geben aber keinen Hinweis auf den Namen des Autors. Der Titel des sechsten Bandes lautet beispielsweise: „Krankheiten der Respirationsorgane und des Herzens von Krukenberg. Sommersemester 1837."[245] Dass es sich dabei um die von Mampel beschriebenen Kollegbücher Krupps handelt, lässt sich vermuten, da die Bücher von der ehemaligen I. Medizinischen Klinik an die Universitäts- und Landesbibliothek Halle gegeben wurden, wann blieb bisher allerdings unklar. Außerdem konnten Passagen, die durch Mampel wörtlich zitiert wurden, wiedergefunden werden.

Auch in diesen Vorlesungsmitschriften, vor allem in den Inhaltsverzeichnissen am Ende der Bände 1 („Allgemeine Pathologie"), 3 („Specielle Pathologie und Therapie"), 4 („Krankheiten der Nerven, Gefäße, Muskeln und Knochen") sowie 6 („Krankheiten der Respirationsorgane und des Herzens") lässt sich die gute Strukturierung der Vorträge nachvollziehen. Die Mitschriften sind gegliedert in Hauptabschnitte, Unterabschnitte, Abteilungen und Kapitel; teilweise sind auch die Kapitel noch einmal untergliedert.

---

[243] Hauck (1867), S. 19.
[244] Vgl. Mampel (1969), S. 194f.
[245] Sondersammlungen ULB Sign. MsA 282 (6), Einband.

Aus dem Inhalt der Kollegbücher soll ein Ausschnitt zitiert werden, um die Qualität der Vorlesungen Krukenbergs und die praktischen Hinweise aufzuzeigen. So liest man im §1 des 15. Kapitels im fünften Band („Krankheiten der gastrischen Organe") über die Ruhr: „In der Regel tritt die Ruhr mit Frost ein, der zuvor mehrere Stunden dauert, dazu Drücken in der Magengegend, bittrer Geschmack, Ekel, Übelkeit, allgemeine Mattigkeit, Leibschmerzen, die sich in der Nabelgegend conzentrieren; der Stuhlgang erfolgt zu häufig, ist stark mit Galle gefärbt. Auf den Frost folgt Hitze, es ist der Puls frequent dort, und viel Durst. So wie sich die Krankheit weiter entwickelt, werden die Leibschmerzen häufiger und heftiger und verkünden ihren Eintritt durch Ausdruck von Angst und Verzerrung des Gesichts, die Stuhlgänge sind häufig aber sparsam, endlich geht gar kein Koth mit ihnen ab; sie erfolgen mit Schmerzen im After; in der Höhe der Krankheit geht nur ein wenig schleimiger, eiterartiger Inhalt mit heftigem Stuhlzwang ab."[246]

So gut eine klare Gliederung der Vorlesungen für den Lernenden sein mag, so gab es auch Kritik an der „Zerreißung" dieser. Beispielsweise klagte Julius Rosenbaum, ebenfalls ein Studierender unter Krukenbergs und späterer Privatdozent an der halleschen Medizinischen Fakultät, dass die spezielle Pathologie und Therapie nicht als ein ganzes Kollegium angeboten werde, sondern dass Krukenberg diese Vorlesung in drei Lektionen erteilt und sich für jeden einzelnen Teil bezahlen lässt, so dass „den Studirenden die specielle Pathologie und Therapie Acht Friedrichsd'or kostet, woher es leicht erklärlich ist, daß sie gar nicht selten nur den einen oder andern dieser Abschnitte hören und somit nie einen vollständigen Ueberblick über die gesammte specielle Pathologie und Therapie bekommen."[247]

---

[246] Sondersammlungen der ULB Sign. 282 (5), S. 50f.
[247] Rosenbaum (1847), S. 28.

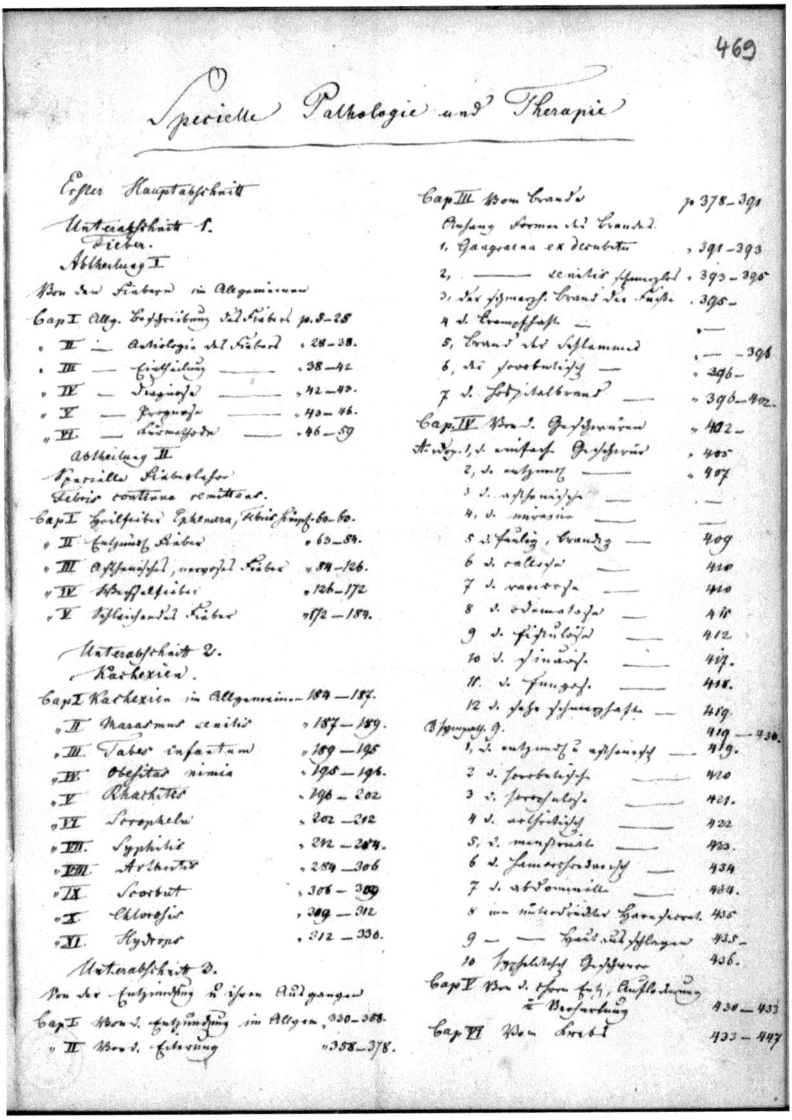
Specielle Pathologie und Therapie

469

Cap. II	Marasmus senilis	187–189
Cap. III	Tabes infantum	189–195
Cap. IV	Obesitas nimia	195–196
Cap. V	Rhachitis	196–202
Cap. VI	Scropheln	202–212
Cap. VII	Syphilis	212–284
Cap. VIII	Arthritis	284–306
Cap. IX	Scorbut	306–309
Cap. X	Chlorosis	309–312
Cap. XI	Hydrops	312–330

Abb.11 Inhaltsverzeichnis Vorlesungsmitschriften Band 3, S. 469

5.5 Die Schüler Krukenbergs

Peter Krukenberg wurde von seinen Schülern einerseits sehr gelobt und bewundert, wie dies u.a. die beiden Denkschriften Barriés' und Haucks belegen; andererseits gab es aber auch kritische Stimmen gegen Krukenberg, so beispielsweise von Rosenbaum.

Die meisten seiner Studenten waren Sachsen. Weiterhin gab es Norddeutsche, von Ost- und Nordsee und den freien Städten, aber auch Dänen und Schweden, selten einen Engländer oder Griechen. Süddeutsche Studenten hatte Krukenberg fast keine.[248] Ein besonderes Augenmerk richtete Krukenberg auf die Hanseaten, denn er kannte Bremen, Hamburg und Lübeck aus der Anschauung und schätzte jene nette Jugend, die ihm von den Eltern oder von früheren Schülern, mit denen er gern in Verbindung blieb, empfohlen wurde. Berliner mochte er nicht, die Pépinière[249] war ihm zuwider.[250]

Die Anzahl der in seiner ambulatorischen Klinik Lernenden nahm von Jahr zu Jahr zu. Während im ersten Jahr des Bestehens, also 1816, noch drei Ärzte und fünf Studenten[251] die Krukenbergsche Klinik besuchten, konnte der Lehrer in seinem zweiten Jahresbericht an das Ministerium vom Mai 1818 bereits drei Ärzte und zwölf Studierende[252] und im dritten Jahresbericht vom Mai 1819 sechs Ärzte und neunzehn Studenten nennen, die seinen klinischen Unterricht besuchten.[253] In den Jahrbüchern, welche Rechenschaft bis zum Jahr 1823 gaben, benannte Krukenberg die

---

[248] Vgl. Hauck (1867), S. 34f.
[249] Pépinière: ab 1795 Fachschule für Militärärzte, neben der Charité zweite, eher handwerklich ausgerichtete Chirurgenschule, bestand als Kaiser-Wilhelm-Akademie bis 1919.
    Vgl. Brockhaus (1931), S. 565.
[250] Vgl. Hauck (1867), S. 35.
[251] Vgl. GStA I.HA Rep 76 Va Sekt. 8 Tit. X Nr. 11 S. 24f.: Schreiben vom 04.05.1817.
[252] Vgl. GStA I.HA Rep 76 Va Sekt. 8 Tit. X Nr. 11 S. 38f.: Schreiben vom 03.05.1818.
[253] Vgl. GStA I.HA Rep 76 Va Sekt. 8 Tit. X Nr. 11 S. 49f.: Schreiben vom 03.05.1819.

Maximalanzahl seiner Schüler mit 44 im sechsten Jahr des Bestehens der Klinik, also im Jahr 1821.[254]

Wie sehr sowohl die Studenten als auch die hospitierenden Ärzte Krukenberg schätzten, geht aus einem Schreiben an den Universitätskurator der halleschen Universität, von Witzleben, vom November 1820 hervor. In diesem baten sie darum, nach dem Weggang Nasses Krukenberg die Leitung der Medizinischen Klinik zu überlassen. Unterschrieben von 29 Schülern ist in diesem Schreiben zu lesen: „Wir genießen sämtlich seit längerer oder kürzerer Zeit, den Unterricht an der hiesigen Königl. Clinik, unter der provisorischen Leitung des Herrn Professor extraordinarii Kruckenberg, und wünschen dasselbe auch ferner zu thun. [...] In diesem Glauben, und der gewissen Hoffnung nicht missverstanden zu werden, wagen wir es, Ew. Hochwohlgeb. und durch Sie eben hohen und höchsten Behörden ganz gehorsamst vorzustellen, daß unser einstimmiger Wunsch dahin gehe: daß der Herr Professor Krukenberg auch fernerhin die Leitung der hiesigen Königl. Clinik behalten möge."[255] Unter den Unterschriften befindet sich auch der Namenszug von Basedow aus Dessau, welcher später durch die Beschreibung der Merseburger Trias[256] berühmt wurde.

Krukenbergs Schüler konnte man an anderen Universitäten an den Methoden ihres Lehrers erkennen. Sie verstanden es, beim Krankenexamen, der Anamnese und klinischen Untersuchung also, immer schnell auf den Grund der Sache vorzudringen.[257] Aber nicht nur an der zügigen Diagnosestellung wurden die Krukenbergschen Schüler erkannt, sondern auch an ihrem schon erwähnten rohen Verhalten und ihren anmaßenden

---

[254] Vgl. Krukenberg (1824), S. 6ff.
[255] GStA I.HA Rep.76 Va Sekt. 8 Tit. IX Nr. 8 Bd.1 S. 9: Schreiben vom 12.11.1820.
[256] Carl von Basedow (1799-1854) beschrieb mit der Merseburger Trias (Struma, Exophthalmus und Tachykardie) einen Symptomenkomplex bei einer Hyperthyreose (Überfunktion der Schilddrüse). Vgl. Voswinckel (2002) S. 34f.
[257] Vgl. Frese (1944), S. 191.

Therapien. Selbst Heim räumte ein, dass ihm die ehemaligen Schüler Krukenbergs aufgrund ihres Verhaltens nicht gefielen.[258]

Über das Verhältnis zwischen dem Lehrer und seinen Schülern kann man lesen, dass Krukenberg auch an den Abenden gern einige seiner Schüler um sich versammelte, „wo alsdann einige Stunden in ungezwungener Weise und in heiterm Gespräch verbracht wurden."[259] Auch war Krukenberg seinen Studenten nach ihrer Ausbildung weiter behilflich und verfolgte mit Interesse deren Lebenswege. „Hörte er Gutes über ehemalige entfernt wohnende Schüler, konnte ihm namentlich mitgetheilt werden, sie seien brave Männer und füllten ihren Platz als Aerzte ehrenhaft aus, so empfand er den freudigen Stolz des Lehrers, der auf die guten Früchte seiner Saaten blicken konnte; besuchten ihn solche Aerzte, mochten auch Jahrzehnte verflossen sein, seit sie in sein Leben getreten waren, so begrüsste er sie mit einer Freude, wie sie wohl ein Vater empfindet, wenn nach langer Abwesenheit die Söhne in sein Haus einkehren."[260]

Die Schüler dankten Krukenberg seine Mühe mit Verehrung und treuer Anhänglichkeit, so taten sich ehemalige Schüler, wo sie sich später niedergelassen hatten, zu Krukenberg-Vereinigungen zusammen. Bei diesen Treffen soll aus Pfeifen geraucht worden sein, deren Porzellankopf mit dem Bilde des Lehrers geschmückt war. Daneben soll es Tassen mit dem Porträt Krukenbergs gegeben haben.[261]

Solche Zeugen der Krukenberg-Verehrung konnten trotz intensiver Recherche und Schriftverkehr mit noch lebenden Verwandten Peter Krukenbergs nicht gefunden werden.

---

[258] Vgl. Hauck (1867), S. 38.
[259] Barriés (1866), S. 8.
[260] Ebd., S. 14f.
[261] Vgl. Frese (1944), S. 191 und Eulner (1959 b), S.133f.

Im Löwengebäude der Universität Halle befindet sich bis heute eine Krukenberg-Büste. Diese wurde 1844 von Ludwig Wilhelm Wichmann angefertigt und erging als Ehrengeschenk seiner Schüler an Krukenberg. Dies belegt die Inschrift: „Peter Krukenberg – Seine Schüler von 1816 bis 1843". Im Jahr 1867 wurde die Büste der Universität von der Witwe vermacht, doch erst nach deren Ableben im Jahr 1881 im Löwengebäude aufgestellt.[262]

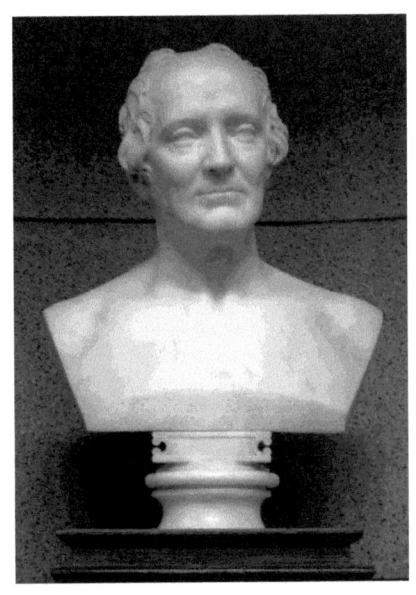

Abb.12 Büste Peter Krukenbergs

Wie bereits angedeutet, hatten nicht alle Studenten ein gutes Verhältnis zu Krukenberg. So veröffentlichte Rohlfs in seinem Werk ein Urteil des ehemaligen Schülers Rosenbaum, das wenig vorteilhaft für Krukenberg war. Er begründete dies damit, dass Rosenbaum eine zu bekannte Persönlichkeit sei, als dass es gewagt werden konnte, „ihn todt zu schweigen".[263] Rosenbaum, der in Halle Medizin studiert und sich später auch hier habilitiert hatte, veröffentlichte zahlreiche, v. a. medizinhistorische Werke, die ihn über die Grenzen Deutschlands bekannt machten.

Rosenbaum hatte während seines Studiums im Sommersemester 1829 allgemeine Pathologie bei Professor Friedländer gehört und wollte im nachfolgenden Wintersemester die spezielle Pathologie bei Krukenberg besuchen. Nachdem dieser den Anmeldebogen durchgesehen hatte, äußerte

---

[262] Vgl. Speler (1995), S. 105 und S. 172.
[263] Rohlfs (1875), S. 528.

er, dass Rosenbaum bisher ja die allgemeine Pathologie nicht gelernt hätte. Auf die besuchte Vorlesung bei Friedländer aufmerksam gemacht, meinte Krukenberg: „O Gott, das ist mir ja gar nichts, da können Sie nichts gelernt haben, Sie müssen bei mir hören."[264] Rosenbaum erklärte sich, unter der Bedingung, kein Honorar zahlen zu müssen, dazu bereit und erhielt als Antwort, das ginge nicht, so dass Rosenbaum ein zweites Mal die Vorlesung der allgemeinen Pathologie hören und bezahlen musste. Ein Verfahren, welches nicht für Krukenberg und dessen Kollegialität gegenüber anderen Professoren der Fakultät spricht.

Ein weiterer Schüler sah sich veranlasst, sich über Krukenberg zu beschweren. So schrieb der Medizinstudent Johann Christian Eggers im Mai 1820 an das Ministerium, dass Krukenberg ihm den Zutritt zu seinen öffentlichen klinischen Vorträgen ohne zureichende Gründe versagte. Seit vier Monaten klinischer Schüler Krukenbergs, hatte er bisher nur wenige, und fast nur „äußere Fälle" behandelt. Eggers wandte sich an Krukenberg und bat um die Behandlung „innerer schwerer Kranker". Dies wurde ihm abgeschlagen, so dass er sich an den damaligen Dekan Meckel wandte. Dieser bemühte sich, den Streit beizulegen, jedoch gelang ihm das nicht. Wörtlich ist dem Schreiben Eggers' weiter zu entnehmen: „Da ich nun dieses unmöglich für genügend halten kann, weshalb dem medicinischen Zuhörer der Zutritt zu öffentlichen academischen Vorlesungen versagt werden sollte, da ferner alle mögliche Mühe zum gütlichen Vertrag durch die genannten, geehrten Professoren, und von meiner Seite seit 4 Wochen vergebens gewesen, die Zeit des Anfangs der Vorlesungen bereits verstrichen ist, und ich [...] die kurze Zeit, welche ich das Glück habe, fremde Universitäten besuchen zu dürfen, auf das genaueste anwenden muß, und auch die Auswahl eines anderen Therapeuten und Klinikers hier

---

[264] Rohlfs (1875), S. 528 und Rosenbaum (1847) S. 11f.

nicht gestattet ist – so finde ich mich geneigt, dem hohen Ministerium solches zur geneigten Prüfung zu übergeben."[265]

Aus einem Brief des Universitätskurators von Witzleben an das Ministerium geht allerdings hervor, dass sich laut mehreren Zeugen, darunter der Prorektor und ein Assistent der Klinik, die dargestellten Ereignisse anders zugetragen hätten.[266] Wie aber, ist aus den Akten nicht ersichtlich.

6 Direktion der Medizinischen Klinik und ordentliche Professur

6.1 Ernennung zum ordentlichen Professor und Berufung zum Direktor der Medizinischen Klinik

Christian Friedrich Nasse, ordentlicher Professor für Pathologie und Therapie sowie Leiter der Medizinischen Klinik, verließ in der ersten Hälfte des Jahres 1819 Halle, um einem Ruf nach Bonn zu folgen. Peter Krukenberg übernahm daher erneut die kommissarische Direktion der Klinik. Noch immer außerordentlicher Professor gab er sich nun erneut der Hoffnung hin, endlich eine ordentliche Professur an der halleschen Medizinischen Fakultät und die endgültige Leitung der Medizinischen Klinik zu erhalten.[267] Bis seine Erwartungen sich erfüllten, vergingen allerdings noch einige Jahre.

Bereits im Oktober 1818 bat Krukenberg in einem Brief an das Ministerium für geistliche, Unterrichts- und Medizinalangelegenheiten um Ernennung zum ordentlichen Professor, um „der Universität nach Kräften nützlich" zu werden.[268] In gleichem Schreiben bat er außerdem um eine Gehaltszulage und begründete diese Bitte: „Ich widme meinem Amte den

---

[265] GStA I.HA Rep.76 Va Sekt.8 Tit. X Nr. 8 Bd.1 S. 2: Schreiben vom 16.05.1820.
[266] Vgl. GStA I.HA Rep.76 Va Sekt.8 Tit. X Nr. 8 Bd.1 S. 4f.: Schreiben vom 20.06.1820.
[267] Vgl. Kaiser; Piechocki (1968), S. 214.
[268] Vgl. GStA I.HA Rep. 76 Va Sekt. 8 Tit. IV Nr.1 Bd.4 S. 182f.: Schreiben vom 03.10.1818.

ganzen Tag, kann ohne diesem zu schaden mich nicht mit einer weitläufigen Privatpraxis belasten, muß jedes Jahr eine nahmhafte Summe an Bücher und andere Hülfsmittel zu Unterricht wenden, und dabei ist das Leben in Halle sehr kostbar, so daß ich wirklich von meinem Einkommen nicht leben kann, sondern jedes Jahr von dem Reste eines kleinen Vermögens zugesetzt habe."[269]

Am 12. Oktober erhielt Krukenberg zur Antwort, dass über das Gesuch in Bezug auf die Vergabe der ordentlichen Professur noch keine Antwort gegeben werden könne, dass aber „zur Aufmunterung und als Beweis des Wohlwollens eine Gratifikation von Zweitausend Tlr. angewiesen" werde.[270]

Im Juli 1819 war immer noch keine Entscheidung gefallen, wer die Nachfolge Nasses übernehmen würde. Vertreter der Universität erklärten in mehreren Bescheiden, „daß zuerst die ganze medizinische Fakultät und so dann der ganze akademische Senat sich dahin erklärt habe: daß dem Herrn Professor Kruckenberg in Erwägung seiner vierjährigen, mit entschiedenem Beifall gehaltenen Vorlesungen und allgemein gerühmter Thätigkeit, Geschicklichkeit und Eigennutzlosigkeit, die er bei der ambulatorischen Klinik bewiesen, so wie die Schwierigkeiten, welche eine anderweitige würdige Besetzung darbieten dürfte, das, durch den Abgang des Prof. Nasse vacant gewordene Lehramt am zweckmäßigsten zu übertragen seyn dürfte".[271]

Als das Ministerium weiter zögerte, Krukenberg endgültig die Stelle des Klinikdirektors und die ordentliche Professur zu erteilen, machte sich der Regierungsbevollmächtigte der Universität von Witzleben in mehreren Schreiben für Krukenberg stark: „Der p. Krukenberg hat seit dem 1sten September v. J. auch das medizinische Clinikum mit eben dem rühmlichen

---

[269] GStA I.HA Rep. 76 Va Sekt. 8 Tit. IV Nr.1 Bd.4 S. 182f.: Schreiben vom 03.10.1818.
[270] Vgl. GStA I.HA Rep. 76 Va Sekt. 8 Tit. IV Nr.1 Bd.4 S. 184: Schreiben vom 12.10.1818.
[271] GStA I.HA Rep. 76 Va Sekt. 8 Tit. IV Nr.1 Bd.5 S. 148: Schreiben vom 29.07.1819.

Eifer geleitet, den er [...] bei der Verwaltung des ambulatorischen Clinikums bewährt hat, und es ist in Wahrheit erstaunlich, die Treue, die Vorliebe, die Thätigkeit und die Geschicklichkeit allenthalben wahrzunehmen, mit denen er sich auf diesem Theile seines Berufs widmete. Bey dem Besuche seines Clinikums habe ich jedes Mal Ordnung und Reinlichkeit wahrgenommen. Das Institut steht allgemein in gutem Lichte und wird ungemein fleißig von den Studirenden besucht und benutzt. Gewissenhaft und mit aller Ueberzeugung kann ich daher bey einem Königl. Hohen Ministerio darauf gehorsamst antragen, dem p Krukenberg nunmehr für immer die Leitung dieses Instituts aufzutragen."[272] Diese Empfehlung sprach von Witzleben drei Monate später erneut aus[273], und auch Krukenberg drängte im März 1821 erneut auf eine Entscheidung: „So eben habe ich meine Wintervorträge beendigt und es liegt mir jetzt ob meine Vorlesungen für den Sommer vorzubereiten. Hierbei ist es mir von nicht zu verkennender Wichtigkeit zu wissen: ob Ew. Excellenz geruhen werden mir die Direction der medizinischen Clinik für immer zu lassen, oder ob sie beschlossen haben dieses Amt einem anderen Lehrer zu übertragen."[274]
Wieder wich das Ministerium einer Entscheidung aus, wie die Antwort vom 24.04.1821[275] erkennen lässt, und erneut setzte sich von Witzleben für die Interessen Krukenbergs ein.[276] Auch Krukenberg wandte sich ein weiteres Mal an das Ministerium, diesmal nicht mit einer Bitte, sondern mit einem ausführlichen Bericht über die Veränderungen und Entwicklungen der Medizinischen Klinik: „Mit dem akademischen Hospital mußten wesentliche Veränderungen vorgenommen werden. Schutt, Kehricht und Schmutz fand sich auf den Böden und in allen Winkeln des Hauses seit Jahren angehäuft, so daß Spinnen und anderes Ungeziffer nicht zu tilgen

---

[272] GStA I.HA Rep. 76 Va Sekt. 8 Tit. IV Nr.1 Bd.5 S. 263f.: Schreiben vom 13.03.1820.
[273] Vgl. GStA I.HA Rep. 76 Va Sekt. 8 Tit. X Nr.8 Bd.1 S. 5: Schreiben vom 20.06.1820.
[274] GStA I.HA Rep. 76 Va Sekt. 8 Tit. X Nr.8 Bd.1 S. 11: Schreiben vom 22.03.1821.
[275] Vgl. GStA I.HA Rep. 76 Va Sekt. 8 Tit. X Nr.8 Bd.1 S. 13: Schreiben vom 24.04.1821.
[276] Vgl. GStA I.HA Rep. 76 Va Sekt. 8 Tit. X Nr.8 Bd.1 S. 16ff.: Schreiben vom 04.07.1822.

waren. Die Reinlichkeit ist hergestellt und erhalten. – Das Dach war in einer solchen Verfaßung, daß selbst ein mäßiger Regen nicht nur auf die Böden, sondern auch in die Krankensäle, ja selbst durch diese bis ins Erdgeschoß eindrang. Diesem ist abgeholfen. – Die Krankenzimmer für Männer und Weiber waren nicht geschieden, grobe Ausschweifungen aller Art dadurch begünstigt. Jetzt sind beide Geschlechter ganz getrennt. Die Krankenstuben waren ganz verwohnt, Schmutz allenthalben. Sie sind sämmtlich in Ordnung gebracht und bisher ganz unbenutzte Gemächer sind eigens für die männlichen Kranken eingerichtet. [...] Die Krankenwärterin war eine ungeschickte liederliche Dirn die die Kranken und die Studirenden zu verführen suchte. Diese ist fortgeschafft, statt ihrer eine ordentliche Person angenommen, gehörig unterwiesen und in Zucht erhalten. Die Ausgeberin kochte sonst was und wie sie wollte. Jetzt hat sie Vorschriften nach denen sie sich richten muß."[277]

Wohl aufgrund der mehrmaligen Belobigungsschreiben von Witzlebens und dieses ausführlichen Rechenschaftsberichtes wurde am 07.09.1822 die entsprechende Kabinettsorder vom preußischen König unterschrieben, und Peter Krukenberg konnte in einem Schreiben vom 20.09.1822 lesen: „In Rücksicht auf die Verdienste, welche Sie sich als Lehrer und durch die bisherige provisorische Verwaltung der medicinischen Klinik bei der dortigen Universität erworben haben, hat das Ministerium bei des Königs Majestät darauf angetragen, daß Ihnen eine ordentliche Professur und die Direction des medicinisch-klinischen Instituts mit einer angemessenen Gehaltszulage verliehen werden möge."[278] Diese Gehaltszulage belief sich auf 200 Taler, so dass Krukenberg ab nun 1000 Taler jährlich verdiente.

Krukenberg konnte sich von nun an des Wohlwollens des Ministeriums erfreuen, wenn auch in Halle selbst, bedingt durch die komplizierten

---

[277] GStA I.HA Rep. 76 Va Sekt. 8 Tit. X Nr.8 Bd.1 S. 47ff.: Schreiben vom 08.03.1822.
[278] UAH Personalakte Peter Krukenberg PA 43870, Nr.9: Schreiben vom 20.09.1822.

Verhältnisse innerhalb der Medizinischen Fakultät, die Probleme nicht aufhörten.[279]

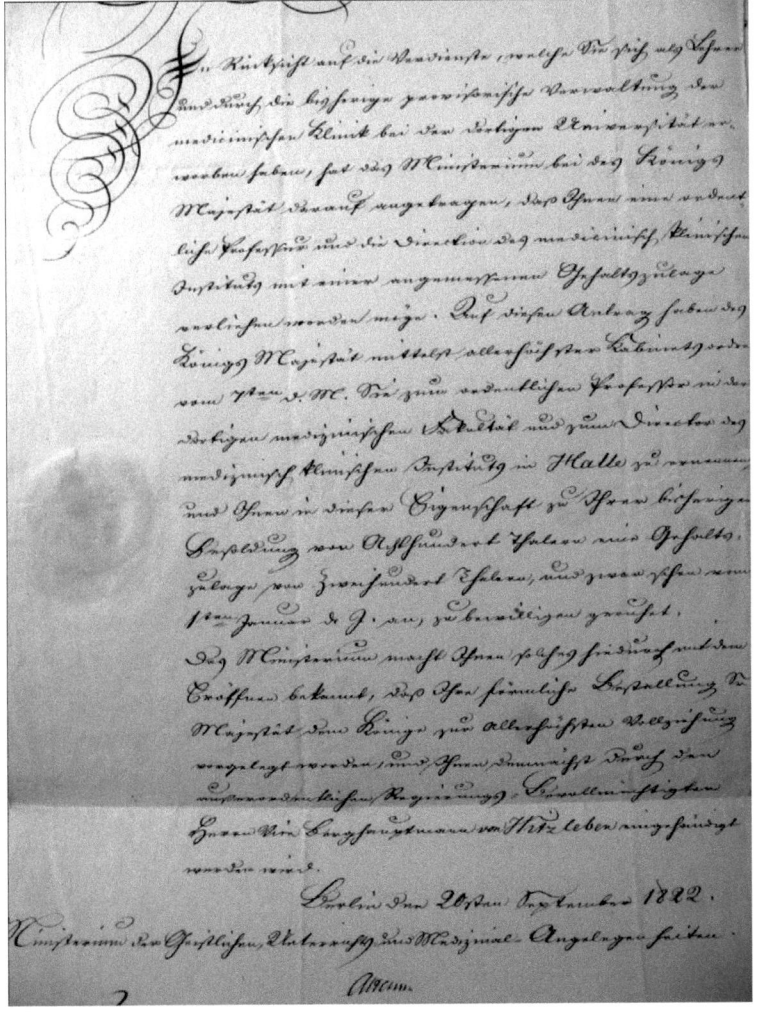

Abb.13 Ernennungsurkunde zum ordentlichen Professor und Direktor der Medizinischen Klinik, (20.09.1822)

---

[279] Vgl. Kaiser; Piechocki (1968), S. 216.

6.2 Der Neubau am Domplatz

Auch wenn, wie oben aufgeführt, an der Medizinischen Klinik umfangreiche Veränderungen vorgenommen wurden, so wurde diese für die zahlreichen Kranken der sich ständig vergrößernden Stadt Halle bald zu klein.

Seit 1808 war die Medizinische Klinik der Universität in den Gebäuden des ehemaligen Reformierten Gymnasiums nördlich des Doms untergebracht.

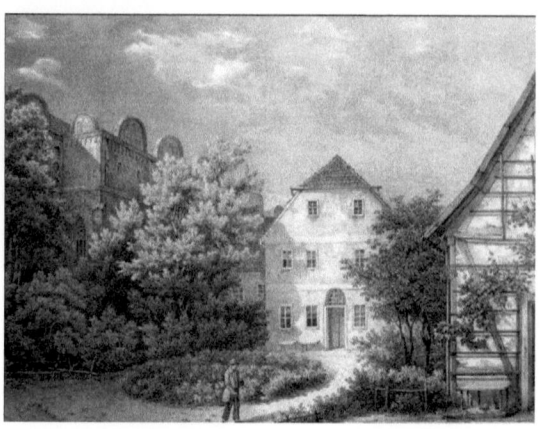

Abb.14 Schola medicorum halensis, die Königliche Medizinische Klinik am Domplatz (vor 1840)

Diese drei zweistöckigen Gebäude wurden Reil von der Westfälischen Regierung während der französischen Besetzung der Stadt zugewiesen. Die Klinik bestand aus einem Hauptgebäude, dem „vorderen klinischen Gebäude" mit sechs Krankenstuben und zwölf Betten, einem Versammlungs- und Vorlesungsraum, der Wohnung des Hilfsarztes und einer Bibliothek. Ein Raum diente ausschließlich anatomischen Untersuchungen. In einem weiteren war ein chemisches Labor zur Untersuchung von Blut und Urin, für damalige Zeiten eine Rarität. In einem „hinteren klinischen Gebäude" und im dritten Haus befanden sich Arbeitsräume für den Direktor der Klinik und so genannte Reservezimmer, um ansteckende Kranke zu isolieren.[280]

Die zu geringe Bettenzahl der klinischen Behandlungsstätten führte wohl dazu, dass sich die Stadt Halle im Jahr 1824 entschloss, auf dem Gelände des alten Städtischen Lazarettes in Glaucha den Neubau für ein Hospital mit etwa 100 Betten in Angriff zu nehmen. Doch auch diese hierdurch möglich gewordene zusätzliche Krankenversorgung war bald nicht mehr ausreichend. Mehrfach wurde der Neubau einer Universitätsklinik angeregt.[281]

Weitere fünfzehn Jahre dauerte es allerdings, ehe für die Medizinische Klinik der längst fällige Neubau bewilligt wurde, scheinbar nicht ganz ohne einen gewissen Druck von Seiten Krukenbergs. Dieser hatte sich im Frühjahr 1836 an den Universitätsbeauftragten Delbrück gewandt und ihn über Verhandlungen mit der Universität Göttingen wegen Annahme einer Professur an der dortigen Medizinischen Fakultät in Kenntnis gesetzt.[282] Delbrück erstattete daraufhin Bericht an den Minister von Altenstein, und dieser entgegnete im Oktober 1837, „daß das Ministerium nicht abgeneigt sey, sich für die Realisierung seines Wunsches wegen Erbauung eines neuen den wissenschaftlichen Ansprüchen genügenden Gebäudes für die dortige medicinische Klinik [...] zu verwenden."[283] Krukenberg hatte schon frühere Rufe an die Universitäten Kiel und Heidelberg abgelehnt[284], so dass das Ministerium und die Universität befürchten mussten, Krukenberg werde Halle verlassen, um an einer anderen Universität seinen erfolgreichen Unterricht weiterzuführen, was natürlich einen Verlust von Medizinstudenten zur Folge gehabt hätte.

---

[280] Vgl. Karenberg (1997), S. 190.
[281] Ebd., S. 191.
[282] Vgl. UAH Personalakte Peter Krukenberg PA 43870, Nr.12: Schreiben vom 16.10.1837.
[283] UAH Personalakte Peter Krukenberg PA 43870, Nr.12: Schreiben vom 07.10.1837.
[284] Vgl. Barriés (1866), S. 8.

So erging im März 1839 ein Schreiben an den Minister von Altenstein, dass die Regierung zu Merseburg beauftragt wurde, „die von des Königs Majestät unterm 23. v. Mts. Allerhöchst bewilligte Summe von 27.375 rthl. zur Errichtung eines medizinisch-klinischen Gebäudes in Halle, nach und nach, so wie das Bedürfniß solches erfordern wird, auf jedesmaliges Verlangen des außerordentlichen Regierungs-Bevollmächtigten in Halle, Geheimen Ober-Regierungs-Rath Dellbrück, aus der Regierungs-Kasse an die Universitäts-Kasse daselbst zur Verrechnung zahlen zu lassen."[285]

Wahrscheinlich führte preußische Sparsamkeit bei der Wahl des Bauplatzes zu einem Missgriff. Statt ein genügend erweiterungsfähiges Gelände am Stadtrand zu erwerben, blieb man auf dem universitätseigenem Grund des Reformierten Gymnasiums und riss die alten Klinikbauten ab.[286]

Unter der Leitung des Universitätsarchitekten Justus P. Schulze entstand so unmittelbar nördlich des Doms eine zweigeschossige nach Osten geöffnete Dreiflügelanlage. Das erste Obergeschoss war mit zwei Sälen in den Seitenflügeln, vier großen Zimmern im Mitteltrakt und zwei kleinen Absonderungsräumen den annähernd vierzig Patienten vorbehalten. Im Erdgeschoss gingen von einem Mittelgang nach Westen drei Assistentenzimmer, Präparaten- und Infektionsstube ab. Zur Eingangsfront hin lagen die Räume für den Verwalter und den Direktor sowie das Ambulatorium.[287]

Im Sommer 1839 war der Bau abgeschlossen, und zu Neujahr 1840 konnte die neue Klinik bezogen werden.[288]

Doch schon bald genügte die geringe Bettenzahl nicht mehr. In den Jahren 1857 bis 1859 verlängerte man beide Seitenflügel nach Westen, so dass für die Medizinische Klinik zu ebener Erde 46, für die nun hinzukommende Chirurgische Klinik im ersten Obergeschoss 48 Betten bereitstanden.

---

[285] GStA I.HA Rep. 76 Va Sekt.8 Tit.X Nr.8 Bd.1 S. 185: Schreiben vom 24.04.1839.
[286] Vgl. Karenberg (1997), S. 191.
[287] Vgl. ebd., S. 191f.
[288] Vgl. Barriés (1866), S. 8.

Zwischen den Flügeln entstand eine Epidemiebaracke.[289] Die Klinik galt damals „für ein Muster eines modernen Krankenhauses".[290] Die Zimmer waren hoch und hatten große Fenster, die aber kein ausreichendes Licht verbreiten konnten, da sie von den Nachbargebäuden, vor allem dem Dom, beschattet wurden.

Als aber das Bedürfnis an Betten in der Klinik wuchs, wurden die Zimmer stärker belegt, als es die räumlichen Verhältnisse zuließen, und so wurden u. a. die den modernen Anforderungen nicht entsprechenden sanitären Einrichtungen von Jahr zu Jahr unerträglicher. Auch die Hörsäle, insbesondere der chirurgische Operationssaal, waren für die Zuhörerzahl zu eng, die Räume für die ambulante Behandlung von Kranken waren völlig unzureichend, „denn sie waren zugleich Warte-, Verbands- und Untersuchungszimmer für beiderlei Geschlecht".[291]

Aufgrund dieser unzureichenden Verhältnisse musste aber bereits 1860 ein Neubau-Projekt mit einem anderen Standort ins Auge gefasst werden. Mit Geldern aus den französischen Reparationszahlungen des deutsch-französischen Krieges 1870/71 wurden neue Gebäude für die Geburtshilflich-gynäkologische Klinik, die Chirurgische Klinik (beide 1876-79), die Medizinische Klinik (1882-86) und weitere klinische und theoretische Institute östlich der Stadt, an der Magdeburger Straße, dem heutigen Gelände des Altklinikums, errichtet.[292] In die ursprüngliche Medizinische Klinik am Domplatz zog 1885 das Institut für Zoologie, welches bis heute dort untergebracht ist.[293]

---

[289] Vgl. Karenberg (1997), S. 192f.
[290] Tiedemann (1882), S. 5.
[291] Ebd., S. 6.
[292] Vgl. Karenberg (1997), S. 193.
[293] Vgl. Schultze-Galléra (1920) Bd.1, S. 183.

Da in der Klinik am Domplatz die ambulatorische Klinik nun auch räumlich mit der Medizinischen Universitätsklinik zusammengelegt wurde, verkaufte Krukenberg das Haus in der Brüderstraße und erwarb eine Villa am Kirchtor (Nr. 21), welche sein Alterssitz werden sollte.[294] Schultze-Galléra beschrieb Anfang des zwanzigsten Jahrhunderts die Straße „Am Kirchtor" als eine „der ruhigsten, freundlichsten und von Natur umwehten Stadtgegenden" Halles in unmittelbarer Umgebung des Botanischen Gartens und des Laurentiusfriedhofs.[295] Die Krukenbergsche Villa war ein älteres, einstöckiges Gebäude mit vier breiten Fenstern und Giebel, welches ein wenig in die Straße vorsprang und über einen kleinen Garten verfügte.[296] Seit 1998 gehört das Gebäude „Am Kirchtor 21" zur Justizvollzugsanstalt Halle.[297]

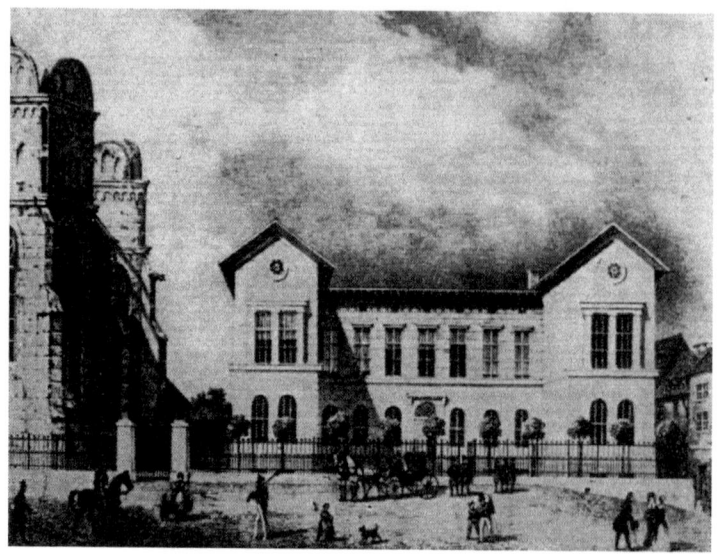

Abb.15 Medizinische Klinik ab 1840, zeitgenössische Darstellung

---

[294] Vgl. Eulner (1959 b), S. 134.
[295] Vgl. Schultze-Galléra (1923) Bd.2/2, S. 121f.
[296] Vgl. ebd., S. 125.
[297] Freundliche Auskunft von Frau Helling, Mitarbeiterin des Stadtarchivs Halle.

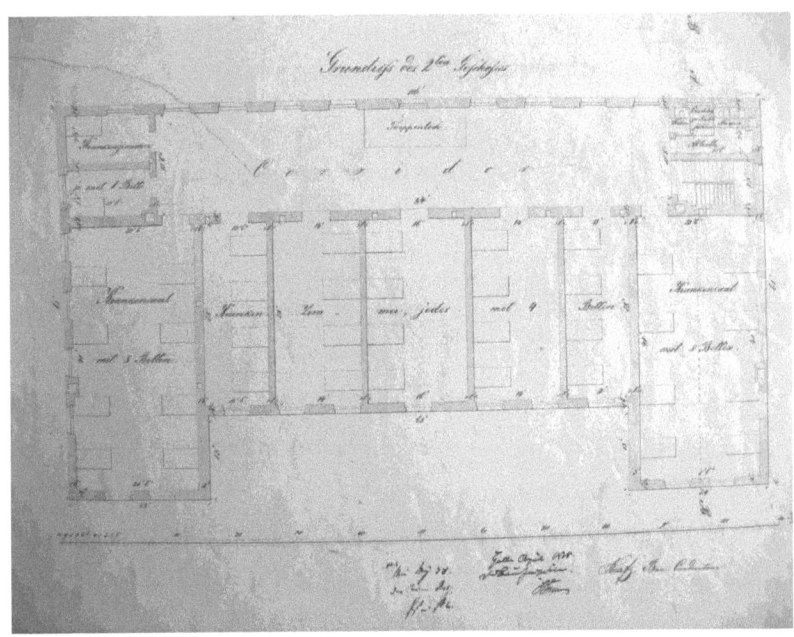

Abb.16 Grundriss der Medizinischen Klinik ab 1840

7 Die Jahrbücher der ambulatorischen Klinik zu Halle

„Als ein Hochpreisliches Department mir die Direktion einer ambulatorischen Klinik bei der hiesigen Universität anvertraute erhielt ich zugleich den Befehl: nach Jahresfrist über den Fortgang dieses Instituts Bericht zu erstatten. Diesen Befehl wünsche ich jetzt in tiefster Unterthänigkeit Folge leisten zu dürfen"[298] schrieb Krukenberg im Mai 1817 an das Ministerium und legte damit seine erste Rechenschaft ab. Er berichtete über die drei ausgebildeten Ärzte und fünf Studenten, über die Anzahl der behandelten Patienten, die sich auf 747 belief, und darüber, wie viele Kranke geheilt, entlassen oder gestorben waren. An Einnahmen konnten „etwas über achthundert Thaler" verzeichnet werden, ausgegeben wurden

---

[298] GStA I.HA Rep.76 Va Sekt.8 Tit. X Nr.11 S. 24: Schreiben vom 04.05.1817.

„über fünfhundert Thaler". Genaue Rechnungen waren an den Universitätsrendanten und an die Bürgerschaft der Stadt Halle ergangen.[299] Dieser Bericht und die erzielten Resultate „sind dem Ministerio des Innern sehr erfreulich gewesen", so erwartete es „die Fortsetzung dieser nützlichen Thätigkeit".[300]

Gleichzeitig wünschte das Ministerium, dass „bei dieser Anstalt in vorkommenden Fällen ganz vorzüglich auch die ärztliche Behandlung und Unterstützung erkrankter Studirender, welche wegen Mangels oder Unzulänglichkeit eigener Hülfsmittel derselben bedürftig sind" übernommen werde und verlangte im nächsten Jahresbericht auch die Anzahl der behandelten Studenten zu finden.

Scheinbar hatte Krukenberg auch bisher schon die Betreuung der Studenten mit übernommen, denn in einem Schreiben an das Ministerium ist zu lesen, wie Krukenberg sich mit einer gewissen Ironie äußerte: „Gereichte mir dieses Geschäft schon früher zum Vergnügen, so erfülle ich dasselbe von jetzt an um so emsiger da es mir durch jene Zuschrift zur Pflicht gemachte wurde."[301]

Der zweite Jahresbericht über den Fortgang der ambulatorischen Klinik erging Anfang Mai 1818 an das Ministerium. Von Mai 1817 bis April 1818 waren 1501 Kranke, darunter 24 Studenten, behandelt worden, von denen 1213 als geheilt und zwölf „wegen Unfolgsamkeit" entlassen wurden, während 228 in Behandlung blieben. Klinischen Unterricht genossen drei Doktoren und zwölf Studierende.[302]

Auch diesen Bericht hat das Ministerium wieder „mit Zufriedenheiten gesehen, hätte jedoch eine umständliche und spezielle Anzeige über die

---

[299] Vgl. GStA I.HA Rep.76 Va Sekt.8 Tit. X Nr.11 S. 24f.: Schreiben vom 04.05.1817.
[300] GStA I.HA Rep.76 Va Sekt.8 Tit. X Nr.11 S. 26: Schreiben vom 17.05.1817, und Abschrift UAH Personalakte Peter Krukenberg PA 43870, Nr.7: Schreiben vom 24.05.1817.
[301] GStA I.HA Rep.76 Va Sekt.8 Tit. X Nr.11 S. 33: Schreiben vom 11.08.1817.
[302] Vgl. GStA I.HA Rep.76 Va Sekt.8 Tit. X Nr.11 S. 38f.: Schreiben vom 03.05.1818.

Arten der Krankheiten und den Erfolg der Behandlungen bei jeder Art insbesondere gewünscht". Weiter wandte sich das Ministerium in dem Antwortschreiben an Krukenberg: „Ueberhaupt würde es zum Vortheil der Wissenschaft gereichen und den Ruf der gedachten Anstalt befördern, wenn Sie jährliche Berichte über die dortige poliklinische Anstalt, denen des Herrn Staats Rathes Hufeland über die hiesige ähnlich, drucken liessen, und darin besonders merkwürdige Krankheitsfälle und die Behandlung derselben bekannt machten."[303]

Wahrscheinlich schon mit der Arbeit an der geforderten Publikation beschäftigt, fiel der dritte Jahresbericht vom Mai 1819 nur kurz aus. Hier wurden lediglich die Anzahl der Hörer der klinischen Übungen, sechs Doktoren und neunzehn Studenten, aufgezählt und eine tabellarische Übersicht der Erkrankungsfälle beigelegt.[304]

Im Jahr 1820 erfolgte die vom Ministerium gewünschte Veröffentlichung als erster Band der „Jahrbücher der Ambulatorischen Klinik zu Halle". Wie schon der Titel andeutet, handelte es sich hier um eine Art Rechenschaftsbericht über die ambulatorische Tätigkeit, wie es damals auch an anderen Universitäten üblich war.[305] Ein zweiter Band folgte im Jahr 1824.

Neue Erkenntnisse enthielten die beiden Bände der Jahrbücher nicht.[306] Vielmehr berichtete Krukenberg darin von der Entstehung und dem Fortgang der ambulatorischen Klinik und veröffentlichte Krankheitsgeschichten. Zusätzlich erschienen in den beiden Bänden Beobachtungen der Witterung[307], eine mineralogische Beschreibung der Gegend um

---

[303] GStA I.HA Rep.76 Va Sekt.8 Tit. X Nr.11 S. 40: Schreiben vom 21.05.1818, Abschrift UAH Personalakte Peter Krukenberg PA 43870, Nr.8: Schreiben vom 18.05.1818.
[304] Vgl. GStA I.HA Rep.76 Va Sekt.8 Tit. X Nr.11 S. 49f.: Schreiben vom 03.05.1819.
[305] Vgl. Frese (1944), S. 187.
[306] Vgl. ebd.
[307] Vgl. Krukenberg (1820), S. 45-96 und Krukenberg (1824), S. 11-82.

Halle[308] sowie ein Beitrag zur halleschen Brunnenwasser- und Luftqualität[309].

Über den Zweck der Veröffentlichung schrieb Krukenberg im Vorwort, dass er lediglich öffentlich Rechenschaft über die Führung seines Amtes als Lehrer der medizinischen Klinik ablegen und damit auch „zum Gedeihen einer Wissenschaft" beitragen wolle, die er „mit voller Seele immer geliebt" und der er sein „ganzes Leben geweiht" hat.[310]

Weiter berichtete er, dass er hauptsächlich die in Halle und Umgebung vorkommenden Krankheiten beschrieben habe, aber „nicht nach der Phantasie, nach fremder Beschreibung oder aus dem Gedächtniss", vielmehr bezogen sich alle Fallbeispiele auf „vielfache, getreue und vollständige Krankheitsgeschichten".[311] Damit glaubte er, „nichts Ueberflüssiges oder Unnützes gethan zu haben", denn gerade die „Volkskrankheiten sind für den Arzt, wie für das Gemeinwesen, von höchster Wichtigkeit." Krukenberg betonte in der Vorrede wiederholt, dass er nur die „Natur treu so darzustellen wünschte, wie sie sich zu verhalten zu schien", daher habe er in seinen Schriften auch so wenig „theorisirt".[312]

Auch Barriés gab in seiner Denkschrift zu, dass „Krukenberg auf dem Gebiete der theoretischen Medicin kein productiver Kopf" war und nicht zu „jenen seltenen und bevorzugten Geistern gehörte, deren Schritte durch die Wissenschaft den Jahrhunderten sich eindrücken".[313]

Natürlich wurde Peter Krukenberg keine so bekannte Persönlichkeit seiner Zeit wie Christoph Wilhelm Hufeland oder Ignaz Philipp Semmelweis, aber eine Theorie der Krankheiten, ihrer Entstehungen, Auswirkungen und auch Therapiemöglichkeiten muss auch er gehabt haben. Ohne theoretische Grundlagen wäre eine Behandlung von Patienten nicht möglich gewesen.

---

[308] Vgl. Krukenberg (1820), S. 97-167.
[309] Vgl. Krukenberg (1824), S. 83-94.
[310] Vgl. Krukenberg (1820), Vorrede.
[311] Krukenberg (1820), Vorrede.
[312] Vgl. Krukenberg (1820), Vorrede.
[313] Barriés (1866), S. 15.

Krukenberg bekannte sich zu der Ansicht, dass nicht der Arzt, sondern die Natur die Krankheiten heilte und meist die dazu geeigneten Wege einschlug.[314] Unterstützt wird diese Behauptung durch folgende Aussage Krukenbergs: „Unsere Kunst vermag gewiss oft entscheidend zu wirken; aber möchten wir es nicht verkennen, dass in vielen Fällen ihr Thun ganz überflüssig, in sehr vielen nichtig und unzureichend, in manchen schädlich sei. Möchte es in unsern Handbüchern stärker angedeutet seyn, wie viele Kranke ganz von selbst genesen; möchten die Fälle, wo ein hartnäckiges Uebel einem Mittel oder einer Behandlungsweise wich, auch mit denen verglichen werden, wo dieses gepriesene Mittel im Stich liess; [...] möchte man es nicht übersehen, dass gleich beschäftigten Aerzten in der Regel gleich viele Kranke sterben; dass das Verhältniss der Sterblichkeit unsers Geschlechts so ziemlich dasselbe blieb, obgleich unter der Sonne nichts so verschieden, so schwankend, so veränderlich ist, als medicinische Theorien und Kurmaximen!"[315] Hiermit verurteilte Krukenberg andere klinische Lehrer, die den Beruf des Arztes als einen leichten und die Mittel und Kurmethoden als immer wirksame und zuverlässige Therapeutika darstellten. Er war immer der Meinung, dass Medizinstudenten und junge Ärzte auch die Lücken in der Therapie kennen sollten, um sie vor Übermut und zu viel Optimismus zu schützen. Da die unerfahrenen Kliniker zuerst mit wenigen Medikamenten und Therapieformen umzugehen lernen sollten und auch weil der Etat für die ambulatorische Klinik klein war, wählte Krukenberg meist eine einfache Therapie. Dass er sich hier auf die Natur verließ, kann auch den folgenden Sätzen Krukenbergs entnommen werden: „Wir überzeugen uns täglich mehr, dass viele Krankheiten schon durch eine zweckmässige diätetische Behandlung, ohne alle Arzneien, schnell und sicher geheilt werden können, ja, dass manche Kranke selbst unter scheinbar sehr ungünstigen Aussenverhältnissen, ohne viele Arzneien

---

[314] Vgl. Frese (1944), S. 187.
[315] Krukenberg (1820), S. 12/13.

leicht genesen. [...] Ist die Natur im Stande, das Heilgeschäft allein, schnell und sicher genug vollenden zu können, so thun wir gar nichts oder nur zum Scheine etwas, um die Wünsche des Kranken zu erfüllen."[316]

Öffentlich gab Krukenberg außerdem zu, dass die Erkenntnisse über das Leben der Organismen im gesunden und kranken Zustande höchst dunkel und verwirrt, das Wissen von Bedingungen des Genesungsprozesses höchst dürftig und die Erfahrungen der damaligen Zeit in dieser Hinsicht eher zweideutig waren. Aus diesem Grunde forderte er von den Ärzten „eine fromme Ehrfurcht gegen die Wirkungen der Natur".[317]

Insgesamt hoffte Krukenberg, dass es ihm vor allem durch die Beschreibung seiner täglichen Arbeit, den Umständen und Schwierigkeiten dieser und durch die Veröffentlichung der Krankheitsfälle gelungen sei, eine Kleinigkeit zum Gedeihen der Arznei-kunde beizutragen.[318]

In beiden Bänden fanden sich ausführliche tabellarische Übersichten der behandelten Kranken, von einem Assistenten Krukenbergs nach den klinischen Tagebüchern angefertigt. Die Tabellen gaben darüber Auskunft, welche und wie viele Krankheitsfälle pro Monat auftraten und wie viele dieser Patienten geheilt entlassen wurden, wie viele starben, weggeblieben, an andere Ärzte abgegeben, entlassen wurden und wie viele in Bestand blieben.

Die Tabellen bestanden aus 120 bis 150 Zeilen, in denen einzelne Krankheitsbilder aufgezählt wurden. Die ersten Zeilen gaben Auskunft über die Anzahl der fieberhaften Erkrankungen (Febres synochicae, Febres typhosae etc.), es folgten die Erkrankungen des Gehirns (Hydrocephalus acutus, Apoplexia), des Respirationssystems (u. a. Angina tonsillaris, Bronchitis, Pleuritis und Pneumonia), des Herzens (Carditis, Vitia cordis)

---

[316] Krukenberg (1820), S. 32.
[317] Vgl. Krukenberg (1820), S. 33.
[318] Vgl. Krukenberg (1824), Vorwort.

und des Gastrointestinaltraktes (z. B. Hepatitis, Gastritis, Enteritis). Weiterhin wurden aufgezeigt die Krankheiten der weiblichen Geschlechtsorgane (Metritis, Scirrhus uteri), der Nieren (Nephritis), Entzündungen verschiedenster Gewebe und Organe (Inflammatio mammae, Furunculus, Periosteitis u. a.), Krankheiten mit Blutungserscheinungen (beispielweise Melaena, Haemorrhoiden), Nerven- und Geisteserkrankungen (Epilepsia, Chorea, Hysteria, Eclampsia) und Krankheiten, die mit Schmerzen einhergehen (Colica, Otalgia, Hemicrania etc.). Der Aufzählung folgten weiterhin Erkrankungen des Bewegungsapparates (z. B. Arthritis und Rheumatismus), Haut- und Geschlechtskrankheiten (u. a. Syphilis, Scabies, Urticaria, Erysipelas), Symptome wie Pyrosis, Polycholia und Flatulentia. Beendet wurde die Tabelle mit den Augenkrankheiten (Ophthalmia, Iritis, Cataracta, Glaucoma etc.) und den chirurgischen Krankheitsfällen (beispielsweise Fractura, Luxatio sowie Hernien, Ulcera pedis et ani und Panaritium).

Von Mai 1816 bis April 1823, nur über diesen Zeitraum gaben die beiden Bände der Jahrbücher Auskunft, wurden in der Krukenbergschen ambulatorischen Klinik insgesamt 12.277 Fälle aufgenommen. Von denen wurden geheilt entlassen: 10.398 (85%), sind gestorben: 746 (6%), sind weggeblieben: 441 (ca. 4%), wurden abgegeben: 135 (ca. 1%), entlassen: 149 bzw. gebessert: 62 (zusammen ca. 1%) und blieben als Patienten weiterhin in Behandlung: 386 (ca. 3%).

Den Hauptteil der Jahrbücher machten jedoch Beschreibungen bestimmter Erkrankungen und einzelne Krankengeschichten aus. Diese sollten aufzeigen, welche Krankheiten in der Gegend um Halle vorkamen, wie diese diagnostiziert und therapiert wurden, wie die ambulante Betreuung erfolgte und im Todesfall auch, was die Sektion erbrachte. Den Krankengeschichten beigefügt waren immer Alter und Geschlecht des Patienten, Aufnahme-

und Entlassungs- oder Sterbedatum und die Information, ob eine Leichenöffnung erfolgte.

Im ersten Band beschäftigte sich Krukenberg mit dem „entzündlichen Gallenfieber" und beschrieb hier zwölf Krankengeschichten. Es folgten die Beschreibung des „ansteckenden Typhus" mit sechs Krankenfällen, das „Katarrhalfieber" mit sechzehn Patientenfällen, das „rheumatische Fieber" mit fünf Fallbeschreibungen, der „Keichhusten", die „Masern" und der „Scharlach" mit jeweils sechs Krankheitsgeschichten.[319] Bis auf zwei Kinder, die an Scharlach verstarben, wurden alle hier aufgeführten Patienten geheilt entlassen.

Im zweiten Band erfolgte u. a. die Beschreibung von Krankheiten, deren Natur und Erkenntnis Krukenberg zufolge noch sehr viel „Dunkles, Ungewisses, Schwieriges" innehatte, deshalb hielt er es für ratsam, die Beschreibung dieser Krankheiten vor allem nach solchen Fällen abzufassen, die tödlich verliefen und bei denen sich die „Gelegenheit zur Leichenöffnung bot".[320] Hier wurden Krankheitsfälle dargestellt, die selten vorkamen, daher waren die Fallzahlen auch deutlich geringer als im ersten Band. Krukenberg beschäftigte sich mit „Markgeschwülsten im Gehirn" und stellte hier zwei Fälle einschließlich Sektionsergebnis vor. Weiter erfolgten die Beschreibungen von „gallertartigen Erweichungen des Magens und der Gedärme" bei drei Kleinkindern, von drei verschiedenen „Krankheiten der Leber", einer „entarteten Niere", von „Intussusceptionen" in zwei Fällen, „inneren Darmeinschnürungen" mit zwei Krankengeschichten und eines „schwammigen Auswuchses aus der eigenen Scheidenhaut des Hodens".[321] Aber auch häufigere Erkrankungen fanden im zweiten Band Erwähnung, so der „innere hitzige Wasserkopf" mit 21

---

[319] Vgl. Krukenberg (1820), S. 153-394.
[320] Vgl. Krukenberg (1824), Vorwort.
[321] Vgl. ebd., S. 325-403.

Fallbeschreibungen, die „Ohrentzündung" mit sieben Krankengeschichten und die „chronische Magenentzündung" mit zehn Erkrankungsfällen.[322]

Beispielhaft sei hier die Beschreibung des rheumatischen Fiebers mit fünf Krankheitsgeschichten aus dem ersten Band der Jahrbücher wiedergegeben. Diese Erkrankung wurde ausgewählt, um zu zeigen, dass Krukenberg durchaus auch theoretisches Wissen anwandte und weitergab, aber auch seine eigene Meinung in diese Abhandlungen eingeflochten hat.
Nach Krukenberg erkrankten meist solche Patienten an rheumatischen Fiebern, die „früher schon an Rheumatismen gelitten hatten". In anderen Fällen „liess sich die Schädlichkeit, wodurch die Krankheit entstand, deutlich nachweisen. Fast durchgehends gaben starke Erkältungen, jähe Einwirkung der Kälte und Nässe auf den eben erhitzten und mit Schweiss bedeckten Körper, zu diesen Fiebern Anlass. Nur in einzelnen Fällen schienen gestörte Ausschläge, Nesseln, falsche Krätze u.s.w. sie begünstigt zu haben."[323] Die Jahreszeit zeigte auf die Krankheit keinen sehr merkbaren Einfluss, sie erschien fast in allen Monaten so ziemlich gleich häufig. „Zuweilen gingen dem Ausbruche des Fiebers Vorboten vorher, namentlich Schwere, Mattigkeit, ziehende Schmerzen im Rücken, in allen Gliedern, flüchtige Schauer und Hitze, unruhiger Schlaf, Mangel an Esslust, Durst u.s.w. Nach einigen Tagen trat die Krankheit [...] mit starkem Frost ein, der in der Regel eine halbe Stunde anhielt. Hierauf folgte starke Hitze, die gewöhnlich mit einer Neigung zu nicht erleichterndem Schweiss, heftigem Kopfschmerz, grosser Eingenommenheit des Kopfes, Reissen im Kopf, vom Hinterhaupt gegen die Stirn zu, sehr rothem Gesicht, Lichtscheu und starkem Durst verbunden war."[324]

---

[322] Vgl. Krukenberg (1824), S. 95-324.
[323] Krukenberg (1820), S. 262.
[324] Ebd., S. 263.

Krukenberg berichtete über fünf Patienten, von denen vier erkrankt waren, weil sie sich mit erhitztem Körper der Kälte aussetzen mussten. Die Folgen allerdings waren unterschiedlich. Eine 31-jährige Frau klagte über starke Kopf- und Brustschmerzen mit trockenem Husten[325], bei einer 24-jährigen und einer 29-jährigen Frau standen „lebhafte bohrende Schmerzen in Füßen und Armen" im Vordergrund[326] und bei einer weiteren 24-jährigen Frau wurden heiße, geschwollene, stark berührungsempfindliche Füße, Knöchel und Unterschenkel beobachtet.[327] Der fünfte Patient, ein 36-jähriger Mann, „der schon öfters rheumatischen Beschwerden unterlegen war", wurde ohne für Krukenberg ersichtlichen Grund krank. Der Mann klagte vor allem über reißende Schmerzen zwischen den Schulterblättern, „die sich längs dem Rückgrath zu den Beinen erstreckten" und zusätzlich über starke Kopfschmerzen.[328]

Allen Patienten war gemeinsam, dass der Puls beschleunigt, hart und voll, der Stuhlgang träge war und die Haut sich heiß anfühlte. Eine Temperaturmessung, wie sie heute zur Fieberdiagnostik vorgenommen wird, war zur damaligen Zeit noch nicht Standard. Vielmehr galten drei Zeichen als pathognomonisch für die Diagnose Fieber: die Hitze, der Frost und ein frequenter Puls. Eine Reihe von Merkmalen galten darüber hinaus als typisch oder allgemein, hierzu zählten Kopfschmerzen, das Gefühl von Kälte oder Wärme, aber auch Durst, Schwachheit und Appetitverlust.[329]

Die Entstehung der Fieber und der oben genannten drei typischen Zeichen erklärte eine Theorie folgendermaßen: Der Frost rühre daher, dass ein krankmachendes Agens die warmen Blut- und Körperflüssigkeiten ins Innere getrieben hatte, so dass der Kranke sich kalt anfühle, obwohl sich in seiner Mitte die Hitze sammle. Die Pulssteigerung zeige eine vermehrte

---

[325] Vgl. Krukenberg (1820), S.272f.
[326] Vgl. ebd., S. 276ff.
[327] Vgl. ebd., S. 281.
[328] Vgl. ebd., S. 279f.
[329] Vgl. Hess (2000), S. 31.

Herztätigkeit an, die durch den erhöhten Blutfluss bedingt sei. Die Hitze wiederum lasse sich leicht mit den Gesetzen der Mechanik auf einen erhöhten Druck im Gefäßsystem, den der harte Puls anzeige, und die höhere Geschwindigkeit der Blutpartikel durch die schnellere Herzfrequenz zurückführen. Das viskösere und beschleunigte Blut ziehe eine erhöhte Reibung und damit eine höhere Hitze nach sich.[330] Diese Theorie der Fieberentstehung erklärt auch die damals gängige und anerkannte Therapie der fieberhaften Erkrankungen, den Aderlass. So ließ sich durch den Aderlass nicht nur das Blut verdünnen, sondern auch die Pulshärte senken und die Hitze vermindern.

Auch bei Krukenberg erfolgte die Therapie in den beschriebenen Fällen mittels Aderlass, denn „ein Aderlass, wodurch zwölf, vierzehn bis sechzehn Unzen Blut am Arme ausgeleert wurden, war hinreichend, um die Gefahr zu verscheuchen, der Krankheit ein mildes Gepräge zu geben und zu ihrer baldigen Entscheidung wesentlich beizutragen. Durch diese Blutentziehungen wurden die Empfindungen von Angst und Beklemmung in der Brust und die übrigen bedenklichen Symptome sehr schnell entfernt, und selbst die gewöhnlichen rheumatischen Schmerzen in den Gliedern sehr gemässigt."[331]

An dieser Stelle äußerte sich Krukenberg über andere Autoren. Einige waren Gegner dieser Therapie, da sie fürchteten, die Krankheit werde dadurch langwieriger, andere hielten die Aderlasstherapie bei rheumatischen Fiebern für unwirksam. Doch laut Krukenberg schienen beide Behauptungen einseitig zu sein: „Asthenische Rheumatismen vertragen freilich das Aderlassen nicht, und bei gelinden rheumatischen Fiebern ist dasselbe ganz überflüssig. Bei entzündlich-rheumatischen Fiebern scheint es mir aber wesentlich zur schnellern Besserung des

---

[330] Vgl. Hess (2000), S.32.
[331] Krukenberg (1820), S. 268f.

Kranken beizutragen [...]."³³² Auch diese Aussage belegt wieder, dass Krukenberg durchaus theoretische Überlegungen und Deutungen in seine Jahrbücher einfließen ließ.

Nach der Herausgabe der „Jahrbücher der ambulatorischen Klinik zu Halle" ließen die Reaktionen nicht lange auf sich warten. So schrieb Prof. Behrends bereits am 30.03.1820 an das Ministerium, dass er den Band „so wohl in Beziehung der Lehre des Verfassers, als auch in Hinsicht auf seine Darstellung und Behandlung der Krankheiten gelesen" habe.³³³ Die Methode des Krukenbergschen Unterrichts befand Behrends als zweckmäßig. „Kaum dürfte er die aber auch beim größten Fleiße bei einer ambulatorischen Klinik von dem angegebenen Umfang allenthalben befolgen können", schätzte er ein. „Wenn indessen auch nur bei den Kranken, die sich persönlich vorstellen, diese Art des Unterrichts angewendet wird, so muß bei dem jungen Arzte das Bedürfniß einer klaren Erkenntniß der Gegenstände und der Trieb sie sich anzueignen ebenso sehr geweckt als das rühmliche Bestreben des Lehrers sich mit dem Zuhörer zu jener Klarheit und Deutlichkeit zu erheben in Spannung gehalten werden." Die Darstellung der Krankheiten fand Behrends „Natur gemäß", die Erzählung ausführlich, fast zu weitschweifig, was er damit in Zusammenhang brachte, dass Krukenberg bisher nur mündlich lehrte. Insgesamt bewies der erste Band der Jahrbücher, „dass ihr Verfasser wohl versteht, junge Aerzte zu behutsamen auf Naturbeobachtung gegründeter Ausübung der schweren Kunst, und also zu guten practischen Aerzten zu bilden."³³⁴

Auch Hufeland und Osann beschäftigten sich in der „Bibliothek der practischen Heilkunde" mit dem ersten Band der Krukenbergschen Jahrbücher. In dieser fünfseitigen Veröffentlichung wurde auf die

---

³³² Krukenberg (1820), S. 269.
³³³ Vgl. GStA I.HA Rep.76 Va Sekt.8 Tit. X Nr.11 S.47: Schreiben vom 30.03.1820.
³³⁴ Vgl. ebd. S.47f.

Nützlichkeit und Notwendigkeit von ambulatorischen Kliniken hingewiesen, eine Zusammenfassung der Entstehung der halleschen Klinik erstellt und kurz der Inhalt der einzelnen Kapitel wiedergegeben. Lobend äußerten sich die Verfasser über die Witterungsbeobachtungen und die mineralogische Beschreibung der Gegend um Halle. Zwar sei das Verhältnis des menschlichen Organismus zu dem Boden, auf welchem er lebt, noch unbekannt und mangelhaft bearbeitet, dass sich noch keine allgemeinen Schlüsse ziehen ließen. Dies jedoch, so die Autoren „entbindet uns indessen nicht von der Verpflichtung, auch hierin gründliche Vorarbeiten zu liefern, die, wenn sie so genügend wie die gegenwärtigen ausfallen, wenigstens unsere Nachkommen in den Stand setzen werden, auch über jene so wichtige Lehre Licht zu verbreiten."[335]

Gewürdigt wurde auch der Abschnitt in den Jahrbüchern über das Katarrhalfieber. Hier „hat sich Ref. gefreut, eine Krankheit angedeutet zu finden, die wegen der öftern Schwierigkeit der Diagnose und der daraus leicht entstehenden Verwechselungen gewiss die Aufmerksamkeit der Praktiker in hohem Grade verdient: die Entzündung der innern Haut des Darmkanals, die bei Kindern besonders die mannichfaltigsten Zustände erregt, wodurch der Arzt, wenn etwa die Krankheit mit einer Entwickelungsperiode, oder mit einem anderweitigen Uebel zusammentrifft, leicht verleitet werden kann, andere Ursachen, als die wahre anzunehmen. Ref. erinnert sich nicht eine genügendere Darstellung dieses Uebels gelesen zu haben, als die von Abercrombie, im Edinburgh medical and surgical Journal, Juli 1820, und findet viel Uebereinstimmung zwischen den von diesem Arzte und unserm Hrn. Verf. beobachteten Symptomen."[336]

Eine kleine Rüge erhielt Krukenberg in Bezug auf die Zulassung der Studenten zum klinischen Unterricht, wenn der rein theoretische noch nicht abgeschlossen wurde: „Ref. glaubt sich indessen aus eigener Erfahrung an

---
[335] Vgl. Hufeland; Osann (1821), S. 238f.
[336] Hufeland; Osann (1821), S. 241.

mehreren Studirenden überzeugt zu haben, dass der mit dem regelmässigen Besuch der klinischen Anstalten verbundene nicht unbedeutende Zeitverlust, und das Anziehende des klinischen Unterrichts selbst eine Vernachlässigung der übrigen Disciplinen veranlassen, die an sich schon so viel Zeit zu ihrem Studium erfordern, nicht gerechnet, dass doch dergleichen Auscultanten viele Gegenstände des Unterrichts unverständlich seyn müssen, und sie deshalb von der Hand nur halbe Begriffe davon bekommen können."[337]

Lediglich Erwähnung fand der zweite Band der Jahrbücher in Frorieps „Notizen aus dem Gebiet der Natur- und Heilkunde". In den „bibliographischen Neuigkeiten" des sechsten Bandes las man eine Notiz über die Erscheinung des zweiten Bandes der Jahrbücher mit kurzer Inhaltsangabe.[338] Zwei Ausgaben später erschien unter „Miscellen" eine knappe Fallbeschreibung aus den Jahrbüchern: „Über Vergrößerung der Leber theilt Herr Professor Krukenberg in seinen Jahrbüchern der ambulatorischen Klinik zu Halle einen merkwürdigen Fall mit, wo ihre Anschwellung ohne alle Schmerzen in der Lebergegend, die sich selbst bei starkem Drucke nicht äußerten, entstanden war, und ihr Gewicht 13 ½ Pfund betrug. Es fanden sich darin weiße speckartige, deutliche Blutgefäße enthaltene Körper, von der Größe einer Erbse bis zu der eines Hühnereies."[339]

Auch in Pierers „Allgemeinen Medizinischen Annalen" wurde über den ersten Band der Jahrbücher berichtet. Der Verfasser des siebenseitigen Artikels fasste aber lediglich den Inhalt zusammen, ohne darüber zu urteilen oder ein besonderes Kapitel oder Thema herauszuheben.[340]

Auch Rust ließ das Erscheinen der Jahrbücher nicht unerwähnt. Im dritten Band seines „Kritischen Repertorium für die gesammte Heilkunde"

---

[337] Hufeland; Osann (1821), S. 239.
[338] Vgl. Froriep (1824), S. 223.
[339] Froriep (1824), S. 255.
[340] Vgl. Pierer (1820), S. 533ff.

bemängelte er: „Der Vf. giebt interessante Tabellen über die vorgekommenen Fälle, belebt aber dieses Skelett nicht etwa durch Nachrichten über den Gang der geherrscht habenden Epidemieen, über die Art und den Erfolg der Behandlung gewisser wichtiger Krankheitsformen, wie etwa der Syphilis, Epilepsie, des Veitstanzes (den doch der Hr. Vf. nach den Tabellen fast immer geheilt hat), der chronischen Hautausschläge, der Fußgeschwüre, des Gesichtsschmerzes (sechs geheilte Fälle werden aufgeführt!), des Croup (der einunddreißig Mal glücklich behandelt wurde) u.s.w. – über die Durchschnittsdauer der Krankenbehandlung, über die Kosten derselben; ferner über die Krankheiten der verschiedenen Beschäftigungsarten des Volkes u.dgl.m. – lauter Gegenstände, die allein Werken dieser Art eine höhere wissenschaftliche Bedeutsamkeit geben können."[341] Am Ende des Artikels machte Rust noch auf einige „Sprach-Eigenheiten" Krukenbergs aufmerksam, ohne diese aber weiter zu kritisieren oder zu hinterfragen: „[...] ‚durchfällig' statt: an Durchfall leidend, ‚matsch' statt breiig, ‚eine schöne Geschwulst', ‚das Gesicht gewann hippocratische Züge' u. dgl. m."[342]

Ob diese Kritik oder aber das hohe Arbeitspensum als Leiter der ambulatorischen und medizinischen Klinik der Universität sowie die spätere Tätigkeit als Dekan dafür verantwortlich waren, muss unbeantwortet bleiben, aber bis auf die beiden Bände der „Jahrbücher der ambulatorischen Klinik zu Halle" publizierte Krukenberg nur noch ein Werk. Selbst seine Vorlesungshefte hatte er nicht drucken lassen, da diese zwar dazu bestimmt waren, „die Schüler einzuführen in die Wissenschaft, nicht aber letztere zu bereichern, als worin die eigentliche Aufgabe eines Schriftstellers zu setzen ist."[343]

---

[341] Rust (1824), S. 220f.
[342] Vgl. Rust (1824), S. 228.
[343] Barriés (1866), S. 15f.

Die erwähnte Veröffentlichung erfolgte unter dem Titel „Eine tödtliche Wasserscheu" in Horns „Archiv für medizinische Erfahrung im Gebiete der praktischen Medizin und Staatsarzneiheilkunde" bereits im Jahr 1817.

Hier berichtete Krukenberg über einen Patienten, zu dem er am 28. Mai 1815 gerufen worden war, also genau zwei Monate nach seiner Approbation und nur wenige Monate nach Beginn seiner Tätigkeit an der Medizinischen Fakultät. Diese Krankengeschichte ist wegen ihrer sehr genauen, fast blumigen Beschreibung der Symptome, der akribischen Darstellung der Therapieversuche und des detaillierten Krankheitsverlaufes lesenswert.

Krukenberg beschrieb die Krankengeschichte eines 53-jährigen Hirten, der an Hydrophobie erkrankt war und daran verstarb. Als der Arzt den Patienten zum ersten Mal sah, wirkte dieser sehr unruhig und ängstlich, außerdem gab er starke Halsschmerzen an, deren Stärke in der Gegend des Kehlkopfes am heftigsten schien. Bei der Untersuchung zeigte sich eine normale Körpertemperatur, aber der Puls war ungewöhnlich hart und wechselte zwischen sehr langsamen und zu schnellen Schlägen. Bei der Pulsmessung fiel Krukenberg eine Stelle am linken Nasenflügel auf, die mit Schorf bedeckt war. Hier erfuhr er, dass der Kranke auch als Hundearzt tätig sei und ihn an dieser Stelle sechs Wochen vorher ein Hund, den der Patient für nicht tollwütig befunden hatte, gebissen hatte. Sechs Wochen lang war der Hirte bei völligem Wohlbefinden, „trieb seine Geschäfte nach wie vor, besoff sich flüssig, zankte von Zeit zu Zeit mit seiner Frau, mit welcher er seit Jahren in Unfrieden lebte."[344] Zwei Tage vor Konsultation des Arztes waren heftige Schmerzen beim Schlucken aufgetreten, der Patient gab an, weder essen noch trinken zu können, auch seinen eigenen Speichel nicht schlucken zu können. Am Untersuchungstag bat Krukenberg

---

[344] Vgl. Krukenberg (1817), S. 354ff.

ihn zu trinken, daraufhin „ergriff ihn eine fürchterliche Angst, er sträubte sich heftig, sprang wie unsinnig in der Stube umher." Auf Zureden wagte er einen Versuch, „es geschah unter den grässlichsten Gebehrden; er spie das, was er in den Mund bekommen hatte, wieder um sich. Aus allem sah man genugsam, wie grosse Leiden ihm die Fortsetzung des Versuchs erregen würden." Diese Tatsachen gaben Krukenberg die Gewissheit, dass es sich im vorliegenden Fall um eine „wahre Wasserscheu" handelte.[345]

Zur weiteren Behandlung wurde der Hirte ins Krankenhaus aufgenommen. Nach einer Aderlasstherapie und weiterer Blutentziehung mit „zwanzig grossen Blutegeln um den Hals" ging es dem Patienten besser, er konnte sogar wieder etwas Flüssigkeit zu sich nehmen. In der folgenden Nacht wurde er wieder unruhig und ängstlich. „Er sass aufgerichtet im Bette, verkündete mit dem grössten Ungestüm: seine Todesstunde nahe, keine menschliche Hülfe könne ihn retten." Daraufhin wurde die Familie benachrichtigt, als diese eintrat, „eröffnete sich eine der ergreifendsten und rührendsten, wie eine der furchtbarsten und grässlichsten Scenen. – [...] Er betete jetzt laut und inbrünstig zu Gott, [...] dann sprach er in den herzlichsten Worten zu seiner Frau, [...] bat sie um Verzeihung für alles, [...] dem Sohne übergab er Alles, was er ins Hospital gebracht hatte." So nahm die Familie letztendlich Abschied vom Vater.

Da der Kranke unruhig schien und der Puls unregelmäßig und hart war, wurde zum erneuten Aderlass eine Vene am Arm geöffnet. Wieder tobte der Patient, fiel dann plötzlich um, „jede Spur des Lebens war verwischt, in einem Nu waren Puls, Athem, jede Reaction auf äussere Reize verschwunden."[346]

Wahrscheinlich hat den noch jungen Krukenberg diese Krankengeschichte mit ihrem Verlauf und Ausgang sehr beeindruckt, so dass er diese publizierte. Mit zunehmender Erfahrung auf dem Gebiet der Heilkunde

---

[345] Vgl. Krukenberg (1817), S. 357f..
[346] Vgl. ebd., S. 358ff.

schienen ihm solche Einzelfallberichte nicht mehr wert, veröffentlicht zu werden, sonst wären wahrscheinlich, bei der großen Anzahl an behandelten Patienten, noch mehrere erschienen.

8 Krukenbergs Stellung an der Halleschen Medizinischen Fakultät

8.1 Die Hallesche Universität und Medizinische Fakultät

Die Universität wurde als kurbrandenburgische Landesuniversität am 12. Juli 1694 durch Friedrich III. (ab 1701 Friedrich I., König von Preußen) feierlich eingeweiht.

Die ersten Ansätze aber, in Halle eine Universität zu gründen, gehen auf Kardinal Albrecht zurück, der als Erzbischof von Magdeburg und Mainz seit 1514 in Halle residierte. Der katholische Albrecht gedachte, die von Wittenberg ausgehende Verbreitung der lutherischen Lehren zurückzudrängen und ein geistiges „Trutz Wittenberg", eine katholische „Gegenuniversität" zu Wittenberg, zu gründen. Aufgrund der Geldnot sowie durch das Erstarken der Reformation kam aber die Gründung einer katholischen Universität in Halle nicht in Betracht. Den begonnenen Universitätsbau ließ Kardinal Albrecht als „Neue Residenz" fertig stellen.[347]

Nach Eingliederung des Erzbistums Magdeburg in das Kurfürstentum Brandenburg im Jahr 1680 vermochten die vorhandenen Universitäten in Duisburg, Frankfurt/Oder und Königsberg den gestiegenen Bedarf Brandenburg-Preußens an Gelehrten nicht mehr zu decken. Um nicht auf auswärtige Lehranstalten angewiesen zu sein, ließ Friedrich III. ab 1693 eine weitere Universität errichten. Die Wahl fiel dabei auf Halle. Hier soll die Nähe und Rivalität des Kurfürstentums Sachsen mit seinen

---

[347] Vgl. Berg (1994), S. 14; Dolgner (1996), S. 32 und Kathe, S.11.

Universitäten Leipzig und Wittenberg ebenso ausschlaggebend gewesen sein wie die günstigen lokalen Bedingungen.[348]

Die neu gegründete Universität, nach ihrem Stifter „Academia Fridericiana" genannt, gewann rasch internationale Geltung durch das Wirken hochgeschätzter Gelehrter. Zu dem berühmten halleschen „Sechsgestirn" zählten die Juristen Christian Thomasius und Samuel Stryk, der Theologie August Hermann Francke, der Philosoph Christian Wolff und die Mediziner Friedrich Hoffmann und Georg Ernst Stahl.[349]

Nach Auffassung jener Zeit genügten zwei Professoren der Medizin, einer für den theoretischen, der andere für den praktischen Unterricht.[350]

Friedrich Hoffmann (1660-1742) lehrte als Vertreter der praktischen Medizin Anatomie, Chirurgie und Chemie. Georg Ernst Stahl (1659-1734) übernahm die theoretischen Fächer Physiologie, Pathologie, Hygiene und Materia medica.[351] Beide Mediziner waren über die Landesgrenzen hinaus bekannt, da eine entscheidende Rolle für die Entwicklung neuer Krankheitskonzepte auf sie fiel. Sowohl Hoffmann als auch Stahl bemühten sich um ein neues Erklärungskonzept des Lebendigen, allerdings mit unterschiedlichen Ansätzen und Wirkungen.[352]

Laut Hoffmanns Lebenstheorie sei der Körper eine hydraulische Maschine, in der Fasern durch Kontraktion und Dilatation Flüssigkeitsströme anschieben. Der ständige Kreislauf des Blutes bewahre demnach den Körper vor Krankheit. Ursachen von Krankheiten seien demzufolge krampfartiges Zusammenziehen oder übermäßige Erschlaffung der Fasern, Bewegungsstörungen führten zu Verklumpungen und Gefäßverstopfungen.

---

[348] Vgl. Dolgner (1996), S. 32.
[349] Vgl. Kathe (1998), S. 12.
[350] Vgl. Schrader (1894) Bd.1, S. 56.
[351] Vgl. Schultka (1999), S. 16.
[352] Vgl. Eckart (2009), S. 159.

Die Therapie müsse die natürlichen Bewegungen wieder herstellen, z. B. durch Körperübungen oder Blutentziehungen.[353]

Stahls Konzept des „Animismus" stellte dagegen die Seele in den Vordergrund. Der lebende Körper sei nicht „Mechanismus", sondern „Organismus". Die Organe könnten nur auf den unmittelbaren Befehl der Seele hin vitalisiert werden. Der Organismus lebe in der Seele, die ihn ernähre und in ihm handle. Krankheit sei danach eine Störung der Organfunktionen und des Zusammenwirkens der Körperteile, psychogen verursacht durch eine irregeleitete Seele. Diese erkenne die Fehlfunktionen und versuche, ihnen zu begegnen. Blutungen, Fieberschwitzen und Schüttelfrost seien Ausdruck dieser Heilanstrengungen und vom Arzt durch Maßnahmen wie Aderlass oder Klistieren zu unterstützen.[354]

Die medizinische Fakultät erfuhr nach dem Ausscheiden Hoffmanns und Stahls nur geringe Änderungen. Für Stahl trat Michael Alberti in die Medizinische Fakultät ein und hielt ab 1711 Vorlesungen über allgemeine Physiologie, Pathologie und Arzneimittellehre, daneben auch über Physik und Chemie.[355] Wichtiger für die Fakultät war Georg Daniel Coschwitz (1679-1729), der dreißig Jahre nach der Eröffnung der halleschen Universität ein anatomisches Theater schuf.[356] Da Coschwitz nach vergeblichen Rufen um staatliche Unterstützung das anatomische Lehrinstitut aus eigenen Mitteln schuf, musste nach dessen Tod der neue Anatom dieses käuflich erwerben. Die Einrichtung dieses Theatrum anatomicum, das vor allem aus einem Hörsaal bestand, in dessen Mitte ein Demonstrationstisch aufgestellt war, bedeutete für die Medizinische Fakultät einen deutlichen Fortschritt.[357]

---

[353] Vgl. Müller (2002), S. 290.
[354] Vgl. Eckart (2009), S. 160f.
[355] Vgl. Schrader (1894) Bd.1, S. 137.
[356] Vgl. ebd., S. 138.
[357] Vgl. Schultka (1999), S. 17.

Über Johann Juncker und dessen Verdienst um die Versorgung der ambulanten Kranken wurde bereits ausführlich berichtet. Nach dessen Tod traten Johann Adam Nietzki und Johann Christlieb Kemme als ordentliche Professoren in die Fakultät ein. Als wichtiger galt jedoch der schon angesprochene Johann Friedrich Goldhagen, der zahlreiche Vorlesungen, auch für Nicht-Mediziner, hielt und die Junckersche Klinik weiterführte.[358] „Die großen Medeziner, welche für ihre Wissenschaft und deren Lehrbetrieb in Halle neue Bahnen eröffnen sollten", waren aber Philipp Friedrich Theodor Meckel, Johann Christian Reil und Kurt Sprengel.[359] Meckel (1755-1803), Sohn des Berliner Anatomen Johann Friedrich Meckel d. Ä.[360] und durch diesen unterrichtet, kam 1777 nach Halle. Hier lehrte er neben der Anatomie und Physiologie auch Chirurgie und Geburtshilfe. Nach dem Tod seines Vaters übernahm er dessen anatomische Sammlung und brachte sie nach Halle. Philipp Friedrich Theodor Meckel und später sein Sohn Johann Friedrich d. J. bauten diese Sammlung zu einer in Europa bis heute stark beachteten Lehr- und Forschungssammlung aus.[361] Diese Sammlung war Meckel so wichtig, dass er testamentarisch die Aufbewahrung seines eigenen Skeletts in ihr anordnete. Noch heute bildet der Schrank mit Meckels Skelett den Mittelpunkt der Sammlung.[362]
Johann Christian Reils Werke, sowohl für die Stadt und die Universität als auch für die Wissenschaft wurden ausführlich behandelt, so dass hier nur ein paar kurze Ausführungen über Kurt Sprengel (1766-1833) erfolgen. Dieser hatte zunächst Theologie studiert, sich dann aber der Medizin zugewandt. Später lehrte er Gerichtsmedizin und Medizingeschichte an der halleschen Universität und wurde schließlich ordentlicher Professor der

---

[358] Vgl. Schrader (1894) Bd.2, S. 401.
[359] Vgl. ebd.
[360] Johann Friedrich Meckel (1724-1774), als Vater Philipp Friedrich Theodor Meckels und Großvater Johann Friedrich Meckels wird als der Ältere bezeichnet. Er war nicht nur der Begründer der berühmten anatomischen Sammlung, sondern gleichzeitig der erste bedeutende Gelehrte in der Familie. Vgl. Schwarz (2000), S. 3.
[361] Vgl. Schultka (1999), S. 18 und Schrader (1894) Bd.1, S. 402.
[362] Vgl. Beneke (1933) unpag.

allgemeinen Pathologie, aber auch der Botanik. Sprengels botanische Arbeiten wurden in mehrere Sprachen übersetzt und ließen ihn weltberühmt werden. Zusätzlich war er Direktor des Botanischen Gartens in Halle.[363]

8.2 Mitglieder der Medizinischen Fakultät zu Krukenbergs Zeiten

Wie bereits detailliert besprochen, gingen mit der französischen Besetzung Halles und der Schließung der Universität Anfang des neunzehnten Jahrhunderts zahlreiche Gelehrte an andere Universitäten. Außerdem war 1803 der Anatom Philipp Friedrich Theodor Meckel verstorben, so dass auch dessen Stelle neu zu besetzen war.

Nach dem Tode Meckels wurde Justus Christian Loder (1753-1832), bisher Professor für Anatomie, Chirurgie und Hebammenkunst in Jena, nach Halle gerufen, um hier die Anatomie zu vertreten. Aus Anhänglichkeit an die Preußen und Abneigung gegen die französische Fremdherrschaft ging er aber bereits 1806 als praktischer Arzt nach Moskau, wo er u. a. Leibarzt des Zaren Alexander I. wurde.[364]

Nach dessen Abgang wurde Johann Friedrich Meckel der Jüngere (1781-1833) zum Professor für Anatomie, pathologische Anatomie, Chirurgie und Geburtshilfe in Halle ernannt. Dieser war zur Zeit der Loderschen Leitung der Anatomie auf Studienreise im Pariser „Jardin des Plantes", dem botanischen Garten Frankreichs und einer der berühmtesten Forschungsstätten der Biologie. Hier lernte er die systematische Zusammenstellung und Ordnung des Tierreiches, Fertigkeiten, die ihm später auf dem Gebiet der Anatomie zu Weltruhm verhalfen. 1808 begann Meckel seine akademische Tätigkeit in Halle, gab die Fächer Chirurgie und Geburtshilfe

---

[363] Vgl. Engelhardt (2002) Bd.2, S. 592.
[364] Vgl. Schultka (1999), S. 19; Schrader (1894) Bd.2, S. 9 und Engelhardt (2002) Bd.1, S. 381/382.

an Dzondi und Senff ab, so dass er sich ganz der Anatomie widmen konnte.[365]

Meckel publizierte vor allem über Abnormitäten und gilt als einer der Mitbegründer der Teratologie, der wissenschaftlichen Lehre von Missbildungen. Weiterhin veröffentlichte er maßgebliche zusammenfassende Schriften für sein Fachgebiet, u. a. das „Handbuch der pathologischen Anatomie" in vier Bänden und das „System der vergleichenden Anatomie" in sechs Bänden. Darüber hinaus baute er die großväterliche und väterliche Sammlung weiter aus, war also immer auf der Suche nach Missbildungen menschlicher oder tierischer Körper, ging dabei ebenso unermüdlich wie unerbittlich vor, wodurch er in Auseinandersetzungen mit seinen Kollegen verwickelt wurde. Dass Meckel d. J. die anatomische Familientradition leidenschaftlich und erfolgreich fortsetzte, beweist der Sammlungsbestand, der bis ca. 1830 auf etwa 12.000 Sammlungsstücke angewachsen war. Hier stand aber nicht das Sammeln und Aufstellen der Präparate im Vordergrund, sondern die Erforschung von Gesetzmäßigkeiten.[366]

„Die leidenschaftliche, rastlose Hingabe an die Wissenschaft und alles, was das Leben an Anregung und edelsten Genuß brachte, mußte durch Stimmungsschwankungen bis zu tiefer Melancholie bezahlt werden. [...] Die Gegensätze der Stimmung wurden schärfer, der blendende Gesellschafter, der liebevolle und liebebedürftige Gemütsmensch konnte zum menschenscheuen verbitterten Misanthropen werden. Den Spott oder gar den Haß des scharfschießenden Dialektikers [...] mögen viele gefürchtet, viele in tiefer Kränkung empfunden haben."[367] Begründet wurde diese Verbitterung Meckels mit persönlichen Kämpfen gegen fast alle Fakultätskollegen.

---

[365] Vgl. Beneke (1933) unpag.
[366] Vgl. Schultka (1999), S. 30ff.
[367] Beneke (1934), S. 42f.

Die Sammelprofessur für Anatomie, Chirurgie und Geburtshilfe wurde geteilt, erstmals gab es in Halle einen eigenen Lehrstuhl für Chirurgie und einen für Geburtshilfe. Erster wurde durch Dzondi, letzter durch Senff besetzt.

Carl Heinrich Dzondi (1770-1835) wurde unter dem Namen Schunde geboren, erst später änderte er seinen Namen in Dzondi. Ab 1794 studierte Schunde Theologie an der Universität Wittenberg, 1799 wurde er Doktor der Philosophie und kurze Zeit darauf Privatdozent an der Wittenberger Philosophischen Fakultät. Im Jahr 1801 begann Schunde ein Medizinstudium in Wittenberg, welches er 1806 abschloss. Im selben Jahr gab er sich den Namen Dzondi, da ihm seine lateinische Namensform Schundenius als nicht angemessen für einen Arzt erschien.[368] Als 1806 französische Truppen in Wittenberg stationiert wurden, trat Dzondi den Dienst in einem ihrer Lazarette an und wurde gleichzeitig Privatdozent an der Medizinischen Fakultät der Wittenberger Universität. 1811 reiste Dzondi nach Wien, um sich auf dem Gebiet der Ophthalmologie zu fortzubilden. In Wittenberg war er für eine außerordentliche Professur und als Leiter der neubegründeten Hebammenschule vorgesehen, jedoch bewarb sich Dzondi von Wien aus bei der Westfälischen Regierung um eine Professur an der Universität Halle. Diese wurde ihm ohne Rücksprache mit der halleschen Medizinischen Fakultät zugesprochen, und Dzondi übernahm 1811 die neu geschaffene Professur für Chirurgie und Augenheilkunde sowie die Leitung der in der Neuen Residenz untergebrachten Chirurgischen Klinik.[369] Ebenfalls in der Neuen Residenz hatte das Anatomische Institut seinen Platz gefunden, so dass Dzondi in unmittelbare Nachbarschaft zu Johann Friedrich Meckel geriet.[370] Zwischen beiden entspann sich ab 1813 eine Feindschaft, da Meckel

---

[368] Vgl. Volkert (1999), S. 22ff.
[369] Vgl. Volkert (1999), S. 22ff. und Adam (1983), S. 36f.
[370] Vgl. Eulner (1959 a), S. 40.

Dzondi aus seiner Stellung als Leiter der chirurgischen Klinik entfernt haben wollte. Grund dafür war die angebliche Franzosenfreundlichkeit Dzondis während der Fremdherrschaft. Die mehrfach wiederholten Eingaben führten schließlich zum Erfolg, so dass Dzondi 1817 die Leitung der Klinik entzogen und gleichzeitig Carl August Weinhold Professor für Chirurgie wurde.[371] Dzondi gründete daraufhin eine Privatklinik für Chirurgie und Augenheilkunde in der Moritzburg. Das Dzondische Institut befand sich nicht weit von der Chirurgischen Universitätsklinik entfernt und entwickelte sich bald zur Konkurrenz. Es fand guten Zuspruch bei den halleschen Patienten. Dzondi behandelte beispielsweise im Jahr 1820 634 Patienten und damit ca. einhundert mehr als Weinhold.[372] Auch die Studenten baten Dzondi, seine Vorlesungen wieder aufzunehmen, da sie mit denen von Weinhold nicht zufrieden waren.

Den Schwerpunkt seiner Tätigkeit bildeten Augenerkrankungen, besonders widmete Dzondi sich der Operation des grauen Stars und einer Methode, bei der aus der Wange ein neues Augenlid geformt wurde. Zusätzlich entwickelte er eine Bandage, durch die Schenkelhalsfrakturen ohne Verkürzung geheilt werden konnten.[373]

Da Dzondi immer noch ordentlicher Professor an der Fakultät war, erhielt er 1822 die dritte Dekanatsstelle, musste diese zwar mit Sprengel teilen, konnte aber nun gleichberechtigt neben Meckel und Weinhold auftreten.[374]

Karl August Weinhold (1782-1829) hatte 1796 das Collegium medicochirurgicum in Dresden bezogen, später an das Militärhospital in Prag gewechselt und wurde Chirurg bei einem sächsischen Regiment. Vier Jahre später bildete sich Weinhold weiter und promovierte schließlich 1805. Er ließ sich als praktischer Arzt in Dresden nieder, wurde Professor der

---

[371] Vgl. Eulner (1959 a), S. 42.
[372] Vgl. Volkert (1999), S. 66.
[373] Vgl. www.catalogus-professorum-halensis.de/dzondicarlheinrich.html und Volkert (1999), S. 67.
[374] Vgl. Eulner (1959 a) S. 45.

Arzneimittellehre am Collegium medico-chirurgicum und veröffentlichte einige Abhandlungen über Hautkrankheiten.

Im Jahr 1817 folgte Weinhold dem Ruf nach Halle, hier wurde er ordentlicher Professor für Chirurgie und Direktor der chirurgisch-ophthalmologischen Klinik. Dass diese Berufung ein Missgriff war, stellte sich innerhalb weniger Jahre heraus. Zwar veröffentlichte Weinhold noch einige Schriften, ab 1820 stellte er seine wissenschaftliche Arbeit fast ganz ein.[375] Auch seine Vorlesungen waren „wahre Scandala", sie bestanden „bloß in monotoner Ablesung gedruckter Schulbücher, nicht einmal eigends entworfener Hefte"[376]. Er konnte nicht einmal die Anlegung von Bandagen zeigen und behandelte die Kranken roh und unbeholfen. Er operierte „nicht wie ein Wundarzt, sondern wie ein Schlächter", lautete das Urteil eines Abgesandten aus Berlin, der die Verhältnisse in der halleschen Medizinischen Fakultät beurteilen sollte.[377]

Noch einmal machte Weinhold 1827 von sich reden. Er publizierte die Schrift „Von der Ueberbevölkerung in Mittel-Europa und deren Folgen auf die Staaten und ihre Civilisation", in der er vorschlug, allen Männern, die nicht in der Lage sind, eine Familie zu ernähren, vorübergehend ihre Zeugungsfähigkeit zu nehmen. Dazu seien diese zu infabulieren. Als Methode schlug Weinhold die Durchspießung der Vorhaut und die Einführung eines Ringes, der zu verlöten sei, vor. Die Reaktionen fielen unterschiedlich aus. Während verschiedene staatliche Stellen diesen Vorschlag ernsthaft prüften, erntete Weinhold von den meisten Kollegen und Studenten Spott.[378]

---

[375] Vgl. Eulner; Sachsenweger (1958), S. 396 und www.catalogus-professorum-halensis.de/ weinholdkarlaugust.html.
[376] GStA I.HA Rep. 76 Va Sekt. 8 Tit. X Nr. 9 Bd.2 unpag.: Schreiben vom 20.10.1824.
[377] Vgl. GStA I.HA Rep. 76 Va Sekt. 8 Tit. X Nr. 9 Bd.2 unpag.: Schreiben vom 20.10.1824.
[378] Vgl. Koch (1965 c), S. 182 ff. und www.catalogus-professorum-halensis.de/ weinholdkarlaugust.html.

Der Nachfolger Weinholds wurde Carl Wilhelm Wutzer (1789-1863), der aber nach einem Jahr Halle wieder verließ. Einen nachhaltigen Aufschwung für die Chirurgie und die Augenheilkunde brachte die Tätigkeit von Ernst Blasius (1802-1875).[379] Gebürtiger Berliner und aus der militärärztlichen Laufbahn kommend, habilitierte sich dieser 1829 in Halle. Hier hielt er zunächst als Privatdozent Vorlesungen und Kollegs im Fach Chirurgie. Als Konkurrent Weinholds hatte Blasius etwa die gleiche Hörerzahl wie dieser.[380] Nach dem Tod Weinholds leitete Blasius die Chirurgische Klinik zunächst interimistisch, ab 1834 dann auf Dauer, gleichzeitig wurde er ordentlicher Professor. Die Klinik blühte unter der Leitung von Blasius auf, Anfang der 1830er Jahre war die Zahl der jährlich behandelten Kranken auf über 3000 gestiegen[381], während Dzondi in der 1820er Jahren noch um die 600 und Weinhold sogar nur um die 500 Patienten behandelt hatte[382].

Mit der Leitung der Entbindungsanstalt wurde Carl Friedrich Senff (1776-1816) beauftragt. Dieser war in Halle geboren und auch hier ausgebildet worden. Nach seiner Promotion 1808 wurde er zum außerordentlichen Professor an der halleschen Medizinischen Fakultät ernannt. Er gab 1812 ein Lehrbuch für Hebammen und zugleich ein Buch „Über Vervollkommnung der Geburtshülfe von Seiten des Staats nebst einer Geschichte der Entbindungsschulen zu Halle" heraus.[383]
Die Geburtshilfe wurde danach von 1827 bis 1840 durch Wilhelm Hermann Niemeyer (1788-1840), dem ältesten Sohn des Kanzlers der Universität und einem Schülers Reils, übernommen. Er führte sein Amt und veröffentlichte Beiträge zu der Zeitschrift für Geburtshilfe und

---
[379] Vgl. Eulner; Sachsenweger (1958), S. 397.
[380] Vgl. Koch (1967), S. 25.
[381] Vgl. Eulner; Sachsenweger (1958), S. 397.
[382] Vgl. Volkert (1999), S. 66.
[383] Vgl. Schrader (1894) Bd.2, S. 27f.

praktische Medizin.[384] Dem Gutachter Rust zufolge, der 1824 die Universität besuchte, verhielt sich Niemeyer als eines der wenigen Mitglieder der Medizinischen Fakultät in den Streitigkeiten neutral.[385] Den Lehrstuhl Niemeyers übernahm dessen Schüler Anton Friedrich Hohl (1789-1862), der zuerst in Leipzig Rechtswissenschaften studiert und sich als Advokat niedergelassen hatte. 1824 entschloss er sich, in Halle Medizin zu studieren. Nach absolviertem Staatsexamen habilitierte er sich und wandte sich der Geburtshilfe zu. Zunächst außerordentlicher, ab 1834 ordentlicher Professor entwickelte Hohl neben der Leitung der Geburtshilflichen Klinik eine rege Publikationstätigkeit und verfasste mehrere Lehrbücher.[386]

„Die gelehrte und geschichtliche Seite der Heilwissenschaft" war der Gegenstand, der von Ludwig Hermann Friedländer (1790-1851) gelehrt wurde.[387] Auch er trat nach seinem Medizinstudium in die preußische Armee ein und nahm am Feldzug gegen Frankreich teil. Nach einer Reise nach Italien, wo er überwiegend in Künstlerkreisen verkehrte, habilitierte er sich an der Universität Halle mit einer historischen Arbeit über die Augenheilkunde und wurde 1819 außerordentlicher, 1823 ordentlicher Professor der theoretischen Medizin.[388] Friedländer war laut Rust jemand, der bei Auseinandersetzungen „bald diese bald jene Partei ergreift".[389]

Mit diesem kurzen Überblick sollten die Mitglieder der Medizinischen Fakultät der ersten Hälfte des neunzehnten Jahrhunderts kurz vorgestellt werden, um so die folgende Ausführung über Konflikte und Streitigkeiten dieser Gelehrten besser verstehen zu können.

---

[384] Vgl. Schrader (1894) Bd.2, S. 68.
[385] Vgl. GStA I.HA Rep. 76 Va Sekt. 8 Tit. X Nr. 9 Bd.2 unpag.: Schreiben vom 20.10.1824.
[386] Vgl. Schrader (1894) Bd.2, S. 68f. und Hirsch (1931) Bd.3, S. 272f.
[387] Vgl. Schrader (1894) Bd.2, S. 69.
[388] Vgl. Engelhardt (2002) Bd.1, S. 195.
[389] Vgl. GStA I.HA Rep. 76 Va Sekt. 8 Tit. X Nr. 9 Bd.2 unpag.: Schreiben vom 20.10.1824.

8.3 Auseinandersetzungen der Mitglieder untereinander

„Wer Halle lange nicht gesehen hat, weiß vielleicht gar nicht mehr, wie es aussieht, denn schön ist es nicht, aber wie es riecht, das hat er gewiß nicht vergessen, säuerlich-brenzlich, wie der Rauch der Braunkohlen. Dieser infernalische Geruch haftet an allen Kleidern und scheint bis in die Gemüther zu dringen, deren säuerlich brenzliche Stimmung die Streitigkeiten der Professoren verewigt."[390] So äußerte sich Georg Friedrich Louis Stromeyer über die Mitglieder der Medizinischen Fakultät während eines Aufenthaltes in Halle vom 9. bis zum 15. April 1826. Er beschrieb darin seine Beobachtungen über die Chirurgen Weinhold und Dzondi sowie seine Meinung über Meckel und Krukenberg. Schon während dieses kurzen Aufenthaltes in Halle bemerkte Stromeyer das mangelnde Ansehen einiger klinischer Lehrer bei den Studierenden: „Keiner der Chirurgen stand unter den Studenten in sonderlichem Ansehen"[391] sowie die Schwierigkeiten der Professoren untereinander. Er beobachtete Krukenberg bei der Sektion einer an Uteruskrebs gestorbenen Frau. Meckel sagte ihm danach, dass die Sektion ihm zugekommen sei und er Krukenberg deshalb verklagen werde.[392]

Auch Karl Friedrich Burdach besuchte auf einer seiner Reisen Halle. Hier hatte er es „besonders auf Meckel abgesehen". Burdach kam mit diesem auch ins Gespräch, hatte „in wissenschaftlicher Hinsicht wenig Gewinn von ihm."[393] Hingegen fesselte ihn Krukenberg beim ersten Besuch „durch die Lebendigkeit seines Geistes und die Fülle seiner Gedanken."[394] Weiter schrieb er: „[...] während wir über die Grundlage der Philosophie nach unserer Weise miteinander verhandelten, wollte der unter den Hallischen Professoren herrschende Hader immer dazwischen treten, indem Mühlen-

---

[390] Stromeyer (1920), S. 208.
[391] Ebd.
[392] Vgl. Stromeyer (1920), S. 210.
[393] Burdach (1848), S. 354.
[394] Ebd.

bruch, bei dem ich wohnte [...], zu Meckels Partei gehörte, einmal über das andere nach mir schickte, damit ich nicht zu lange bei einem Collegen der andern Partei bleiben sollte."[395]

Mehrere Autoren beschäftigten sich bereits mit den Auseinandersetzungen der Mitglieder der Medizinischen Fakultät in der ersten Hälfte des 19. Jahrhunderts. Zu nennen sind hier Piechocki und Viebig, die sich mit den Problemen der Leichenversorgung im 18. und 19. Jahrhundert bzw. im 19. und 20. Jahrhundert und den daraus entstehenden Streitigkeiten zwischen Meckel und Krukenberg auseinander setzten,[396] weiterhin Zwiener, die d'Altons Verhältnis zu Krukenberg, ebenfalls in Bezug auf den Streit um die Leichname näher beleuchtete.[397] Außerdem zu erwähnen ist Stukenbrock, die sich u. a. mit den gesetzlichen Regelungen, wann eine Leiche zur Sektion freigegeben werden musste, und mit dem Konkurrenzkampf um die Leichname beschäftigte.[398] Über die Kontroversen zwischen Meckel und Dzondi sowie zwischen Weinhold und Dzondi berichteten Volkert[399] sowie Eulner.[400] Probleme zwischen Krukenberg und den Chirurgen klangen bereits bei Stromeyer an. Den Konflikt zwischen Krukenberg und Rosenbaum arbeitete Koch schon einmal auf.[401]

Hier sollen die Hauptprobleme und Gründe für die schwerwiegenden Auseinandersetzungen noch einmal zusammengefasst werden, da sie zu der Zeit von Krukenbergs Wirken an der halleschen Medizinischen Fakultät eine wesentliche Rolle spielten und jeder einzelne der Professoren sich

---

[395] Burdach (1848), S. 354f.
[396] Vgl. Piechocki (1965), S. 67-105 und Viebig (2002), S. 117-134.
[397] Vgl. Zwiener (2004), S. 43-52.
[398] Vgl. Stukenbrock (2001), S. 26-78.
[399] Vgl. Volkert (1999), S. 57-77.
[400] Vgl. Eulner (1959 a), S. 40-45.
[401] Vgl. Koch (1965 b), S. 171-181.

damit auseinandersetzen musste, was teilweise anhand von Akten verschiedener Archive nachgewiesen werden konnte.

Die Streitigkeiten zwischen Peter Krukenberg und Johann Friedrich Meckel d.J. kamen durch den in allen deutschen Universitäten beklagten Leichenmangel für den Anatomieunterricht zustande. Seit der zweiten Hälfe des sechzehnten Jahrhunderts war an den Medizinischen Fakultäten der meisten Universitäten die Lehrsektion an menschlichen Leichen Bestandteil des anatomischen Unterrichts. Zunächst wurden die Körper hingerichteter Verbrecher dafür benutzt, aber bereits im siebenzehnten Jahrhundert war die Anzahl dieser für den anatomischen Unterricht nicht mehr ausreichend.[402] Ende des siebenzehnten Jahrhunderts wurde der Universität Halle zugesichert, dass auch alle Leichname von aufgefundenen Selbstmördern an die Anatomie abgegeben werden müssen.[403] Etwa dreißig Jahre später wurden auch Totgefundene und Verunglückte, und wiederum dreißig Jahre später die in Zuchthäusern Verstorbenen in Halle der Anatomie zugesprochen. Ähnliche Entwicklungen können in anderen Städten nachvollzogen werden.[404] Schwieriger wurde dann die Entscheidung, ob auch Arme nach ihrem Tod der Anatomie auszuliefern waren. Hier wurde 1781 festgelegt, dass „dem Theatro anatomico, außer den bisher schon angewiesenen cadaveribus, [...] die Körper der verstorbenen Straßen Bettler, und solcher Allmosen-Genossen, welche von schlechter Extraction sind, ohne Ausnahme zur Section und anatomischen Gebrauch, und zwar gleich nach dem Absterben solcher Personen abgeliefert werden müssen".[405]

Doch alle diese Regelungen erbrachten nicht den gewünschten Erfolg, die hallesche Anatomie mit ausreichend Leichnamen zu versorgen, so dass der

---
[402] Vgl. Stukenbrock (2001), S. 26.
[403] Vgl. ebd., S. 41f.
[404] Vgl. ebd., S. 46ff.
[405] SAH XII, A IV, Nr.1 S. 25: Schreiben vom 23.01.1781.

seit 1804 Anatomie lehrende Meckel ab 1814 eine wahre Beschwerdeflut an den Magistrat der Stadt Halle richtete, die sich meist gegen die Armenvögte und Almosenvorsteher richtete, da diese die Ablieferung der Leichen trotz bestehender gesetzlicher Bestimmungen verweigerten.

Außerdem waren diese Verhältnisse, den anatomischen Unterricht betreffend, Anlass zu weiteren Verstimmungen Meckels, die zu einer offenen Feindschaft mit dem Leiter des Entbindungsinstituts Senff und dem Direktor der Klinik Krukenberg führten, da beide eigene Sammlungen vervollständigen wollten.[406]

Mehrfach beschwerte sich Meckel über Krukenberg. So protestierte er gegen die Sezierung von Bettlerleichen an der Medizinischen Klinik: „Da nach den allerhöchsten Verfügungen alle Allmosen und Straßenbettlerleichen von schlechter Extraktion auf hiesige Anatomie zu liefern sind, häufig aber dies dadurch verhindert wird, daß ganz widerrechtlicher Weise von der hiesigen Klinik aus dergleichen Körper secirt worden, so ersuche ich einen wohllöblichen Magistrat, dieser Unordnung [...] ein Ende zu machen."[407]

Auch missbilligte Meckel die Meldung einer Leiche, nachdem Krukenberg diese bereits seziert hatte: „Das Ärgerlichste bei der Sache ist, daß diese Person gar nicht im Clinico behandelt worden ist, sondern sich ihre Angehörigen in dieser Anstalt nur zur Section gemeldet haben. [...] Es ist wohl sehr klar, daß die Verwandten solcher Personen, welche der Anatomie anheim fallen würden, sich an die Klinik, die mit dergleichen gar nichts zu thun hat, nur deshalb wenden, um der Anatomie zu entgehen. Ob sie dies immer aus eignem Antriebe, oder dann und wann durch einen Clinicisten veranlasst, thun, weiß ich nicht, habe es aber behaupten hören."[408] Hier klang nicht nur der Ärger über die verpasste Sektion,

---

[406] Vgl. Piechocki (1965), S. 77.
[407] SAH XII, A IV, Nr.1 S. 83: Schreiben vom 26.10.1823.
[408] SAH XII, A IV, Nr.2 S. 3: Schreiben vom 03.03.1829.

sondern auch die Unterstellung an, Krukenberg und seine Studenten versuchten, die armen Kranken zu überreden, sich nach ihrem Tod statt in der Anatomie in der Medizinischen Klinik sezieren zu lassen.

Diese Streitigkeiten um die Leichname zwischen Meckel und Krukenberg wurde von Weinhold noch geschürt, so schrieb dieser an Meckel: „[...] gestern ist bey Krukenberg eine Allmosengenossin gestorben. Die wird doch heute auf die Anatomie gebracht werden. Ich bitte mir heute noch Ihre gütige Auskunft aus ob Ihnen die Leiche angezeigt worden ist oder nicht".[409] Daraufhin wandte sich der Anatom an den Bürgermeister und bat um Ablieferung der Leiche an die Anatomie. Dies wurde aber abgelehnt, da die Verstorbene mit den ersten Familien der Stadt verwandt sei und der Bruder die Kosten der Beerdigung trage.[410]

In den Akten findet sich nur eine Antwort Krukenbergs auf die vielen Beschwerden Meckels: „Bei der Medicinischen Clinik wird also verfahren: Stirbt ein Kranker so suchen wir wo möglich die Section zu machen, wir nehmen auch wohl dieses oder jenes Stück der Leiche das durch die vorige Krankheit vorzüglich gelitten hatte mit und um es in der pathologischen Sammlung der Anstalt auf zu bewahren. Dies ist das Verfahren bei jeder ordentlichen Clinik und ich kenne kein Gesetz wodurch es verboten wäre. Eine auf diese Weise secirte Leiche ist aber noch recht sehr dazu geeignet daß junge Ärzte daran präpariren und daß daraus sehr nützliche Präparate theils zum Unterrichte und theils für das anatomische Cabinet der Universität verfertigt werden können."[411]

Aus diesem Schriftverkehr ist zu erkennen, dass sich in Bezug auf die Nutzung der Leichen unterschiedliche Absichten und Ziele ergaben. Während der Kliniker Krukenberg hauptsächlich obduzierte, um die zu Lebzeiten des Patienten gestellte Diagnose zu überprüfen und

---

[409] SAH XII, A IV, Nr.1 S. 65 (Rückseite): Schreiben vom 23.07.1822.
[410] Vgl. SAH XII, A IV, Nr.1 S. 65 (Vorderseite): Schreiben vom 23.07.1822.
[411] SAH XII, A IV, Nr.1 S. 83 (Rückseite): Schreiben vom 29.10.1823.

Veränderungen der durch bestimmte Krankheiten betroffenen Organe aufzuzeigen, brauchte Meckel die Leichen einerseits für die Präparierübungen im Rahmen des anatomischen Unterrichts, andererseits auch um dauerhafte Präparate als Anschauungsobjekte herzustellen. Genau hier aber trafen die beiden Interessen der beiden aufeinander: Meckel wollte seine private Sammlung vervollständigen und v. a. damit Forschung betreiben. Eine universitätseigene Sammlung, welche zur Forschung auch den anderen Fakultätskollegen zur Verfügung stand, gab es zu dieser Zeit nicht, so dass es hier wiederum nicht verwunderlich ist, dass sowohl Krukenberg als auch der Geburtshelfer Senff eine eigene Sammlung[412] aufgebaut hatten.

Die Meckelsche Sammlung wurde im Jahr 1835 der Witwe Meckels abgekauft und gehört seitdem zur Sammlung der Anatomie der Universität Halle.[413]

Aber auch mit dem Tode Meckels hörte der Mangel an Leichnamen und die Konkurrenz um diese nicht auf. Auch d'Alton, Nachfolger Meckels, beschwerte sich sowohl beim Magistrat der Stadt Halle als auch beim Kurator der Universität über Krukenberg und dessen ihm nicht zustehende Leichenöffnungen. So habe Krukenberg Anfang des Jahres 1839 in seiner Klinik einen Leichnam seziert, der nach Dafürhalten des Anatomen eigentlich ihm zugestanden hätte.[414] Einer dieser Berichte d'Altons erreichte auch das Ministerium in Berlin, wo „mit misfälligem Befinden ersehen" wurde, „daß der p Kruckenberg wieder in mehrern Fällen den Bestimmungen im §12 seiner Instructionen entgegen gehandelt hat".[415] Aus

---

[412] Über die Sammlung Senffs ist in den Jugenderinnerungen Kügelgens zu lesen: "[...] an den Wänden des Vorsaales prangte eine reiche Sammlung anatomischer Präparate, die in wasserhellem Spiritus alle Gattungen und Arten des Unaussprechlichen enthielt. [...] was aber einen erwachsenen Mann bewogen haben konnte, dergleichen ekelhafte Mißgeburten, Geschwülste und Geschwüre nicht nur sorgfältig zu bewahren, sondern obendrein noch damit zu prunken, wie das hier der Fall schien, war mir unverständlich." Kügelgen (1924), S. 69.
[413] Vgl. Piechocki (1965), S. 80.
[414] Vgl. Viebig (2002), S. 125.
[415] GStA I.HA Rep. 76 Va Sekt.8 Tit. X Nr. 8 Bd.1 S. 147: Schreiben vom 14.07.1836.

diesem Schreiben geht hervor, dass auch frühere Beschwerden bezüglich der von Krukenberg vorgenommenen Sektionen dem Ministerium vorgetragen worden sein müssen, da er bereits vor d'Altons Vorwürfen Instruktionen erhalten hatte. Nachdem sich Krukenberg diesen erneut widersetzt hatte, schien für das Ministerium „kein anderer Ausweg übrig zu bleiben, als ihn durch Ordnungs-Strafen zur Befolgung seiner Instruction in dem in Rechte stehenden Punkte anzuhalten wie unerfreulich es auch für das Ministerium sein wird, solche Maaßregeln gegen ein Man ergreifen zu müssen, dessen ausgezeichnete Wirksamkeit als klinischer Lehrer das Ministerium ehrend anerkennt".[416] Weiteres zu dieser Strafandrohung oder anderen Schritten gegen Krukenberg geht aus den Akten nicht hervor, doch fanden sich auch keine weiteren Beschwerdeschreiben bezüglich Krukenberg in den Akten.

Ein weiterer großer Streit innerhalb der Medizinischen Fakultät, der auch in der Öffentlichkeit ausgetragen wurde und deshalb hier nicht unerwähnt bleiben soll, war der zwischen Johann Friedrich Meckel d. J. und dem Chirurgen Carl Heinrich Dzondi.
Wie bereits erwähnt versuchte Meckel, Dzondi aus seinem Amt zu drängen. Er schrieb an das Halberstädter Generalgouvernement, Dzondi sei als Anhänger des französischen Regimes bekannt, habe als Klinikdirektor und als Lehrer versagt und stehe überhaupt wegen Mangels an Kenntnissen und Geschicklichkeit beim ärztlichen Publikum in schlechtem Ruf.[417] Seit der Abgabe der Klinik im Juli 1817 kämpfte Dzondi um seine Rehabilitation. Er gab mehrere Verteidigungsschriften heraus, da die zuständigen Behörden eine von ihm geforderte Untersuchung der Meckelschen Vorwürfe abgelehnt hatten. Dzondi verfasste u. a. 1817 eine „Apologie gegen angeschuldigte Anhänglichkeit an die französische

---

[416] GStA I.HA Rep. 76 Va Sekt.8 Tit. X Nr. 8 Bd.1 S. 147: Schreiben vom 14.07.1836.
[417] Vgl. Volkert (1999), S. 57ff.

Regierung und unzweckmäßige Verwaltung der chirurgischen Klinik", welche er veröffentlichte und an den preußischen König Friedrich Wilhelm III. sandte.[418] In dieser Apologie versuchte er die ihm vorgeworfenen Fakten zu erklären bzw. zu widerlegen. Über die „Franzosenfreundlichkeit", welche ihm wegen der ärztlichen Tätigkeit in einem französischen Lazarett in Wittenberg vorgeworfen wurde, äußerte er sich folgendermaßen: „Außer der Vervollkommnung und Erweiterung meiner ärztlichen Kenntnisse, hatte ich dabey zugleich Gelegenheit, mich von der zweckmäßigsten Einrichtung stehender Hospitäler [...] , so wie von den mannichfaltigen Quellen des Spitalelendes und der besten Art sie zu verstopfen zu unterrichten. Hier lernte ich sie zuerst kennen und verabscheuen, eine unersättliche Habgier der französischen Angestellten; ienen verabscheuungswürdigen Scharfsinn, mit welchem sie iede [...] aufgestellten Gesetze und Vorschriften zu umgehen wussten; iene gefühllose Hartherzigkeit und abscheuliche Niederträchtigkeit, mit welcher nicht allein das höhere und niedere Lazarethpersonale, sondern selbst Aerzte!! Chirurgen!! und Apotheker in furchtbarem Einverständnis unter einander auf Kosten des Lebens und der Gesundheit der hülflosen verwundeten Krieger sich bereicherten."[419]

Weiterhin hatte Dzondi seine Tätigkeit als Hochschullehrer und Direktor der Chirurgischen Klinik zu verteidigen. Seine Vorlesungen über „allgemeine und spezielle Chirurgie; Operationslehre mit Demonstrationen an Leichnamen und Verbandslehre; Augenkrankheiten und Operationen, [...] syphilitische Krankheiten; über die Natur der Entzündungen; chirurgisch-klinische Uebungen, und auch einmal über die Grundsätze der neuern Geburtshülfe" waren gut besucht.[420] Was die Chirurgische Klinik betraf, so hatte sie laut Dzondi „in Hinsicht auf die Anzahl merkwürdiger

---

[418] Vgl. Volkert (1999), S. 61.
[419] Dzondi (1817), S. 4f.
[420] Ebd., S. 8.

Fälle, auf zweckmäßige Behandlung der Krankheitsformen, auf Befolgung der besten Grundsätze, und zweckmäßige Anleitung dazu, sowie in Hinsicht des glücklichen Erfolgs mit jeder andern gewetteifert".[421]

Meckel ließ es sich auf diese Veröffentlichung hin nicht entgehen, einen „Berichtigenden Nachtrag zu der Apologie des Herrn Dzondi" herauszubringen. Darin behauptete der Verfasser, dass der Vorwurf der Franzosenfreundlichkeit nicht von ihm kam, auch wenn Dzondis „Anhänglichkeit an die französisch-westphälische Regierung notorisch" gewesen sei.[422] Die Kritik, Meckel habe die Studenten von der Unfähigkeit Dzondis überzeugen wollen, wehrte dieser ab. Er habe als Dekan der Medizinischen Fakultät lediglich die Studenten dazu bewegen wollen, die Universität nicht zu verlassen und daher einen anderen chirurgischen Lehrer in Aussicht gestellt.[423] Bei seiner Meinung, dass Dzondi ein schlechter klinischer Lehrer sei, blieb Meckel allerdings, ohne diese zu verteidigen: „Seine Untüchtigkeit zum gründlichen, wissenschaftlichen Lehrer der Chirurgie ist als so erwiesen anzusehen, als man überhaupt einem Gelehrten und Lehrer zu einer allgemeinen Ueberzeugung nachweisen kann, daß er seinem Fache nicht gewachsen ist."[424]

Dzondis Verdacht der Inkollegialität allerdings wies Meckel von sich, indem er schrieb: „Ich habe, seit meiner Anstellung bis diesen Augenblick, mit denen von meinen Kollegen, welche auch untereinander einig sind, im besten Vernehmen gestanden."[425] Zum Zeitpunkt der Veröffentlichung dieses Schriftstücks war dies wahrscheinlich auch noch der Fall, aber in späteren Jahren hätte Meckel dies sicherlich nicht mehr von sich behaupten können.

---

[421] Dzondi (1817), S. 9.
[422] Vgl. Meckel (1817), S. 3.
[423] Vgl. ebd., S. 9.
[424] Meckel (1817), S. 27.
[425] Ebd., S. 25.

Dass Krukenberg auch chirurgische Kranke behandelte, um seine Schüler auch in dieser Hinsicht auszubilden, ist bereits gesagt worden. Stromeyer schätzte ihn allerdings nicht als einen guten Chirurgen ein, wenn er schrieb: „Es verdroß mich nur, daß er sich auch mit chirurgischen Fällen befasste, von denen er nichts verstand, ich sah ihn mit einem Hautkrebse am Kopf umgehen, als ob es ein Abszeß gewesen wäre. Ich hätte ihm gern die Augen geöffnet."[426]

Wegen solcher Fälle, in denen Krukenberg und dessen Schüler ihre Kompetenzen überschritten und chirurgisch tätig waren, beschwerte sich Weinhold mehrfach beim Ministerium. In den Akten findet sich u.a. ein Schreiben eines 24-jährigen Branntweinbrauers aus Halle, der sich, wahrscheinlich nach Zuraten Weinholds, beim Ministerium über die Behandlung in der Medizinischen Klinik beschwerte. So versicherte der Kranke, in der medizinischen Klinik Krukenbergs „ganz allein durch den Studiosus Boetticher an einer Verstauchung des linken Fußgelenkes behandelt und auch von diesem 2mal geschnitten" worden zu sein.[427] Weinhold legte diesen Bericht des Branntweinbrauers seinem eigenen Schreiben bei und verlangte, „daß die Stimme der Wahrheit durchdringe, da es dem Prof. Krukenberg bisher gelungen ist, durch Ausflüchte aller Art, [...] vorzuspiegeln, als behandle er keine chirurgischen Kranken."[428] Wiederholt finden sich in den Akten auch Eingaben an das Ministerium, in denen Weinhold die „Herausgabe chirurgischer Kranker" aus der Medizinischen Klinik forderte, so dass das Ministerium anwies, „daß diejenigen Kranken in der Stadt, die chirurgischer Hülfe bedürfen und von dem Professor Krukenberg behandelt werden [...] an die dortige chirurgische Klinik abgegeben werden möchten".[429]

---

[426] Stromeyer (1920), S. 210.
[427] GStA I.HA Rep. 76 Va Sekt.8 Tit.X Nr. 9 Bd.3 unpag.: Schreiben vom 30.06.1825.
[428] Ebd.
[429] GStA I.HA Rep. 76 Va Sekt.8 Tit.X Nr. 9 Bd.2 unpag.: Schreiben vom 27.02.1824.

Nachdem sich Weinhold einmal über die Behandlung einer Oberschenkelfraktur und einer Hodenentzündung durch Krukenberg beim Ministerium beschwerte, musste Krukenberg seine Therapiemaßnahmen und die Entscheidung, die Patienten nicht in die Chirurgische Klinik zu schicken, rechtfertigen. Der erste Betroffene „litt an einer einfachen Fractur des Oberschenkels. Damit er mit wenigen Schmerzen nach Hause geschickt werden konnte, wurden ihm ein Paar Stücken Lappen und eine einfache Binde um den Schenkel gelegt." Der zweite Mann hatte eine Entzündung des linken Hoden. „Es wurde ein einfacher Einschnitt gemacht, das Wasser floß ab und das ganze heilte bald."[430]

Letztendlich entschied das Ministerium, dass Krukenberg „diejenigen Almosengenossen und bedürftigen Einwohner in Halle chirurgischer Behandlung" unterziehen durfte, die ihm „ausdrücklich von der dortigen Armendirektion selbst, oder von den Bezirksvorstehern übertragen werden."[431]

Die ständigen Auseinandersetzungen an der Medizinischen Fakultät Halle und die nicht enden wollenden Beschwerden Weinholds und Meckels führten letztendlich dazu, dass das Ministerium für geistliche, Unterrichts- und Medizinalangelegenheiten einen Gesandten nach Halle schickte. Johann Nepomuk Rust (1775-1840), Geheimer Obermedizinalrat und Vortragender Rat im Kultusministerium sowie Ordinarius für Chirurgie und Augenheilkunde in Berlin, wurde im Juli 1824 beauftragt, sich „nach Halle zu begeben, den gegenwärtigen Zustand sämtlicher zur Universität gehörigen klinischen Anstalten an Ort und Stelle genau zu untersuchen, die Streitigkeiten [...] zu prüfen und versuchen zu schlichten".[432] Rust bekam weitgehende Vollmachten, zur Information standen ihm alle Dekanatsakten

---

[430] GStA I.HA Rep. 76 Va Sekt.8 Tit.X Nr. 9 Bd.2 unpag.: Schreiben vom 20.03.1824.
[431] GStA I.HA Rep. 76 Va Sekt.8 Tit.X Nr. 9 Bd.3 unpag.: Schreiben vom 16.09.1825.
[432] GStA I.HA Rep. 76 Va Sekt.8 Tit.X Nr. 8 Bd.1 S. 68: Schreiben vom 16.07.1824.

und Unterlagen der Medizinischen Fakultät zur Verfügung.[433] So reiste der Gesandte des Ministeriums in den Semesterferien 1824 nach Halle und fasste seine Ermittlungen am 20. Oktober des gleichen Jahres in einem Gutachten zusammen. Dieses Gutachten befindet sich heute im Geheimen Staatsarchiv in Berlin.

Rust schätzte die Situation an der halleschen Medizinischen Fakultät wie folgt ein: „Das Allgemeine betreffend, muß ich im Voraus bemerken, daß die Mehrzahl der Mitglieder der medicinischen Fakultät in Halle sich fortgesetzt in einem höchst gespannten, ja unverträglichen Verhältnisse befindet, und namentlich einander gegenüber stehen Meckel und Dzondi, Meckel und Kruckenberg, Dzondi und Weinhold, Weinhold und Kruckenberg".[434]

Professor Weinhold, der die Veranlassung zu der Untersuchung gab und der vom Termin dieser wusste, hatte Halle zwei Tage vorher verlassen. Berichte über ihn von Kollegen und Schülern warfen aber kein gutes Licht auf ihn.

Über Dzondi äußerte sich Rust, dass dieser ein „besserer Wundarzt, geschickterer Operateur und brauchbarer Lehrer als Weinhold" sei, aber einen „großen Hang zur Charlatanerie" verrate. Deshalb könne Rust nicht raten, Dzondi wieder die Leitung der Chirurgischen Klinik zu überlassen.[435]

Meckel sei, so Rust weiter, „bei aller seiner Verdienstlichkeit doch ein mit sich selbst und der ganzen Welt zerfallener Gelehrter. Als Lehrer leistete er den Nutzen nicht, den man von ihm zu erwarten berechtigt wäre. Seine Thätigkeit ist mehr intensiv als extensiv, er lebt mehr der Wissenschaft und in seinem Cabinete, als der Professur – wenigstens hört man über seine

---

[433] Vgl. Koch (1965 a), S. 163.
[434] GStA I.HA Rep. 76 Va Sekt.8 Tit. X Nr. 9 Bd.2 unpag.: Aktenstück Nr. 20679 vom 20.10.1824.
[435] Vgl. GStA I.HA Rep. 76 Va Sekt.8 Tit. X Nr. 9 Bd.2 unpag.: Aktenstück Nr. 20679 vom 20.10.1824.

flüchtigen oft ganz ausfallenden und doch so theuern Vorlesungen allgemein klagen".[436]

So deckte er „den Grund der schon vielseitig gemachten Erfahrung" auf, „warum die Halleschen Studirenden eben so wenig von der Anatomie als Chirurgie erlernt haben; indem man wirklich beide Fächer als halb verwaiset ansehen" konnte.[437]

Krukenberg schien für Rust ein Mann „von vielseitigen Kenntnissen, ungemeiner, fast beispielloser Thätigkeit, und mit einem Feuereifer für sein Lehrfach beseelt", der „brauchbare practische Aerzte" ausbildete. „Daß er seinen Wirkungskreis zu weit ausdehnt, und zugleich die Localität und die Fonds der medicinischen Klinik dazu benützt hat, um auch chirurgische Kranke zu behandeln, und es hierdurch zu einem gehässigen Verhältnisse zwischen ihm und Weinhold, so wie durch Benutzung der Leichname zu andern als therapeutischklinischen Zwecken zu Streitigkeiten zwischen ihm und Meckel Veranlassung gegeben hat, ist leider gegründet" wandte Rust ein, so dass er Krukenberg „unter Androhung einer Ordnungsstrafe" dies untersagte.[438]

Zusammenfassend stellte Rust fest, dass ein eigentlicher Friede und eine wirkliche Versöhnung unter den bestehenden Umständen und den Personalverhältnissen wohl nicht zu erzielen sei, trotzdem hat er einige Vorschläge zur Verbesserung der Situation ausgearbeitet. So beispielsweise sollte derjenige, der künftig wieder „durch unerwiesene Beschuldigungen und unangemessene schriftliche oder mündliche Ausfälle Streit veranlassen sollte", sofort mit einer Ordnungsstrafe belegt, ggf. auch suspendiert werden.[439]

---

[436] GStA I.HA Rep. 76 Va Sekt.8 Tit. X Nr. 9 Bd.2 unpag.: Aktenstück Nr. 20679 vom 20.10.1824.
[437] Ebd.
[438] Ebd.
[439] Ebd.

Doch nicht nur zwischen den Professoren der Medizinischen Fakultät gab es Auseinandersetzungen, sondern auch zwischen Krukenberg und Julius Rosenbaum, ehemaliger Student an der halleschen Universität und seit 1836 Privatdozent.

In seiner Veröffentlichung „Neun Jahre im Leben eines Privatdocenten" berichtete Rosenbaum u. a. darüber, wie wenig Krukenberg von ihm als Lehrer hielt: „Mehr als ein Studirender theilte mir in der Folge mit, daß Herr Professor Krukenberg erklärt habe, man könne bei mir nichts lernen und ließe es ihnen fühlen, daß ein Testat über bei mir gehörte Vorlesungen ihnen keine Empfehlung sey. Dies influirte selbst auf die Gratis-Vorlesungen, welche von Mehreren besucht wurden, die sich nie zur Annahme oder zum Testate meldeten, während andere geradezu bei der Meldung um Erlaubnis des Hörens baten, ohne daß sie nöthig hätten, die Vorlesung ins Anmeldebuch einzuzeichnen, da sie sich vor Prof. Krukenberg fürchteten!"[440] Auch nach fünfjähriger Lehrtätigkeit wurde Rosenbaum von Krukenberg noch ins Gesicht gesagt, er solle doch an eine Chirurgenschule gehen, um sich erst im Dozieren zu üben.[441]

Rosenbaum las vor allem Themen der Medizingeschichte und geriet damit in Konkurrenz zu Friedländer, der das gleiche Fach lehrte und bestrebt war, eine weitere Entfaltung dieses Konkurrenten zu verhindern.[442] Als im Oktober 1839 das Ministerium ein Fakultätsgutachten über Rosenbaums Anstellung als außerordentlichen Professor und sein Werk „Geschichte der Lustseuche im Alterthume" anforderte, waren sich Friedländer und d'Alton einig, dass in Halle kein Bedarf an der Anstellung Rosenbaums bestand. Nach fünf weiteren Jahren als lehrender Privatdozent an der Universität Halle und Bemühungen, doch noch Professor an der Medizinischen Fakultät zu werden, gab Rosenbaum diesen Plan im Oktober 1844 auf und

---

[440] Rosenbaum (1847), S. 11.
[441] Vgl. Rosenbaum (1847), S. 12.
[442] Vgl. Koch (1965 b), S. 174.

erklärte, dass er auf die Rechte eines Privatdozenten freiwillig verzichte.[443] Danach konzentrierte sich Rosenbaum auf den Wiederaufbau seiner ärztlichen Praxis und veröffentliche einige medizinhistorische Werke, die allgemein anerkannt wurden.[444]

8.4 Krukenberg als Dekan

Die Universität war seit ihrer Gründung im Jahr 1694 in vier Fakultäten (Theologische, Juristische, Medizinische und Philosophische Fakultät) gegliedert, deren Geschäfte nach dem Statut unter der Leitung des halbjährlich wechselnden Dekans erledigt wurden.[445]
In der Medizinischen Fakultät kam es im ersten Drittel des neunzehnten Jahrhunderts wiederholt zu Streitigkeiten sowohl um die Anzahl der zur Führung des Dekanats berechtigten Stellen als auch über das Recht, zu den dekanablen Mitgliedern zu gehören. Namentlich durch die persönliche Gegnerschaft zwischen Meckel und Dzondi wurde dieser Disput verschärft. Nach dem Tode Meckels (1833) und Dzondis (1835) fand die alte Bestimmung, nach welcher die drei ältesten Mitglieder das Dekanat in halbjährlichem Wechsel zu verwalten haben, wieder Anwendung.[446]
Oben erwähnte Schwierigkeiten boten sich Krukenberg u. a., als er im Juli 1834 das Dekanat übernehmen wollte. Dzondi, Professor für Chirurgie und Ordinarius zu dieser Zeit, weigerte sich, Krukenberg die Verwaltung des Dekanats zu überlassen, da Krukenberg „für dieses Mahl die Verwaltung des Dekanats zu erlangen noch nicht berechtigt" sei.[447] Krukenberg wurde vom Universitätskurator Delbrück daraufhin aufgefordert, „sich, allenfalls nach gepflogener Berathung mit den übrigen Herren Mitgliedern der Hochlöblichen Fakultät gegen mich zu äußern, ob Sie Ihren Antrag

---

[443] Vgl. UAH Rep. 29 Med. Fak. Nr.118 unpag.: Schreiben vom 21.10.1844 und Koch (1965 a), S. 174 ff.
[444] Vgl. www.catalogus-professorum-halensis.de/rosenbaumjulius.html.
[445] Vgl. Schrader (1894) Bd.1, S. 74.
[446] Vgl. Schrader (1894) Bd.2, S. 120.
[447] Vgl. UAH Rep. 29 Med. Fak. Nr. 98, unpag.: Schreiben vom 15.07.1834.

zurückzunehmen geneigt sind oder höhere Entscheidung wünschen".[448] Gleichzeitig ersuchte Delbrück Dzondi, das Dekanat an Krukenberg abzugeben, da eine eingeleitete Untersuchung zur Dekanabilität Krukenberg nicht schnell genug zu einem Ergebnis führen würde.[449] Dzondi lenkte daraufhin ein und übergab die Geschäfte des Dekans an Krukenberg.

Laut Statuten der vereinigten Friedrichs-Universität hatte der Dekan vielfältige Aufgaben. Er war für sämtliche Geschäfte der Fakultät zuständig, z. B. oblag ihm die Führung des Dekanatsbuches, er war für Verfügungen, Zuschriften und Gesuche an die Fakultät verantwortlich, er hatte Versammlungen zur Beratung und Abstimmung der Mitglieder über Fakultätsgeschäfte einzuberufen und auch Rechenschaftsberichte an das Ministerium oder den Universitätskurator zu verfassen. Weiterhin hatte der Dekan die Leitung von Examensprüfungen, Promotions- und Habilitationsangelegenheiten und sollte über Fleiß, Sittlichkeit und eine angemessene Ordnung der Studierenden wachen, ggf. konnte er auch Verwarnungen aussprechen.[450]

Wie Krukenberg in seinen insgesamt 15 Dekanatszeiten diesen Aufgaben nachging, lässt sich, natürlich nur exemplarisch, aus den Dekanatsakten der Jahre 1834-1855 ersehen. Beispielhaft seien hier einige Einträge aus diesen Akten wiedergegeben.

In die Dekanatszeit Krukenbergs fielen die Verhandlungen über die Anstellungen der beiden Professoren d'Alton (1834) und Volkmann (1843). Wie unterschiedlich Krukenberg und dessen Fakultätskollegen auf diese Neubesetzungen reagierten, zeigen die beiden Aktenauszüge.

---

[448] UAH Rep. 29 Med. Fak. Nr. 98, unpag.: Schreiben vom 15.07.1834.
[449] Vgl. UAH Rep. 29 Med. Fak. Nr. 98, unpag.: Schreiben vom 11.08.1834.
[450] Vgl. Statuten der vereinigten Friedrichs-Universität Halle-Wittenberg (1854), S. 14-38.
Die Statuten von 1694 wurden zum Zeitpunkt der Recherche von der Zentralen Kustodie der Universität ausgestellt.

Johann Samuel Eduard d'Alton (1803-1854), bisher außerordentlicher Professor der Anatomie in Berlin und Professor für anatomisches Zeichnen an der Akademie der Künste, wurde 1834 als Nachfolger Meckels zum ordentlichen Professor der Anatomie und Physiologie und Direktor des halleschen Anatomischen Instituts ernannt. Obwohl sämtliche Mitglieder der Fakultät, unter Krukenbergs Dekanat, um einen Nachfolger mit Ruf und Anerkennung gebeten und hier auch konkrete Vorschläge geäußert hatten, setzte sich hier die preußische Regierung durch.[451] Aus diesem Übergehen der Fakultät und insbesondere Krukenbergs bei der Entscheidung der Neubesetzung kann das negative Verhältnis zwischen Krukenberg und d'Alton abgeleitet werden.[452]

Im April 1843 wandte sich Alfred Wilhelm Volkmann (1801-1877), Professor für Physiologie, Pathologie und Semiotik in Dorpat[453], mit der Bitte an die Medizinische Fakultät, neben d'Alton eine Stelle als Anatom und Physiologe zu erhalten.[454] Seine Beweggründe waren vor allem familiärer Natur. Krukenberg als Dekan äußerte sich hierzu sehr wohlwollend: „Nach meiner Ansicht erfordert es die Ehre unserer Facultät, einen Mann, welcher aus ehrenhaften Gründen seine bisherige Stelle aufgab, liebreich aufzunehmen [...] und sollten wir alles daran setzen einen so ausgezeichneten Gelehrten wie Herrn Prof. Volkmann auf immer für uns zu gewinnen".[455] Sämtliche Mitglieder der Fakultät, auch der Anatom d'Alton, zeigten sich einverstanden. Nach kurzer Zeit als Privatdozent wurde Volkmann ordentlicher Professor für Pathologie und Physiologie, so dass dieses Fach über mehrere Jahre von zwei Professoren vertreten wurde.

---

[451] Vgl. Piechocki (1982), S. 151f.
[452] Vgl. Zwiener (2004), S. 48.
[453] Vgl. Engelhardt (2002) Bd.2, S. 656.
[454] Vgl. UAH Rep. 29 Med. Fak. Nr. 115, unpag.: Schreiben vom 27.04.1843.
[455] UAH Rep. 29 Med. Fak. Nr. 115, unpag.: Schreiben vom 12.05.1843.

Wie oben erwähnt, gehörte es auch zu den Aufgaben des Dekans, Examensprüfungen vorzustehen und Promotions- und Habilitationsangelegenheiten zu beaufsichtigen. Hierzu mussten auch die Zulassungsmodalitäten geprüft werden. So durften zur Promotion nur die Studenten zugelassen werden, „welche durch vorschriftsmäßige Zeugnisse" nachweisen konnten, dass sie „mit der erforderlichen Schul-Bildung die Universität bezogen, [...] die Heilwissenschaften auf einer Universität studirt und sich in den allgemeinen Hülfswissenschaften der Arzneikunde, namentlich in der Logik und Psychologie, in der Physik und Chemie, so wie in der Botanik, Mineralogie und Zoologie die für einen Doctor der Medicin nöthigen Kenntnisse erworben" hatten.[456] In den vorhergegangenen Jahren schien es immer wieder zu Missachtungen dieses Verfahrens gekommen zu sein, namentlich in einem Fall durch Professor Dzondi. Die Fakultät wurde daraufhin vom Kurator der Universität Delbrück im August 1834 aufgefordert, dass „ zur eigenen Ehre der Fakultät bei den Promotionen mit größerer Strenge und Ordnung verfahren werden müsse, als es früherhin mitunter der Fall gewesen sein mag."[457]

Unter Krukenbergs Dekanat wurden die Zulassungsbedingungen zu den Abschlussexamina recht genau geprüft. Die entsprechenden Anträge zur Promotion bzw. zum Examen, das erforderliche Curriculum vitae, das Abiturzeugnis, der Nachweis über das Tentamen philosophicum, eine Immatrikulationsbescheinigung und ein Beleg der erfolgreichen Absolvierung der Vorlesungen und Kurse wurden in den Dekanatsakten verwahrt, wie heute noch ersichtlich ist. Zusätzlich finden sich die Promotionsschrift und die Promotionsurkunde des jeweiligen Kandidaten bei diesen Unterlagen.

---

[456] UAH Rep. 29 Med. Fak. Nr. 98, unpag.: Schreiben vom 04.09.1834. Dieses Schreiben von Minister von Altenstein informierte die Fakultät über die Zulassungsbedingungen ausländischer Studenten zur Promotion, welche von nun an die der inländischen, also preußischen Studierenden angeglichen werden sollte.
[457] UAH Rep. 29 Med. Fak. Nr. 98, unpag.: Schreiben vom 07.08.1834.

Bei den Tentamens- und Examensprüfungen, welche jeweils an zwei aufeinanderfolgenden Tagen stattfanden, waren drei bis vier Professoren sowie der Dekan zugegen und nahmen die Prüfung in ihrem jeweiligen Fach ab. Im Tentamen, der Vorprüfung, wurden eher allgemeine medizinische Gegenstände erfragt. Hier examinierte Krukenberg beispielsweise über die Anwendung bestimmter Medikamente, gern über „den Gebrauch harntreibender Mittel"[458] und über die „Anwendung von Brechmitteln"[459], über die „Ursache von Krankheiten im allgemeinen"[460], aber auch über einzelne Erkrankungen wie Gallensteine[461], Lungenentzündung[462] und Masern[463]. In den Examina rigorosa wurden Kenntnisse über spezielle Erkrankungen geprüft, so zum Beispiel über den „Schlagfluß"[464] und über Krankheiten wie Masern[465], Scharlach[466] und Ruhr[467]. Auch examinierte Krukenberg über „Entzündungen des Kehlkopfes, der Luftröhre, der Bronchien, der Lungen und der Pleura", hierüber finden sich die meisten Einträge in den Examensprotokollen[468].

Eine weitere Aufgabe der Fakultät und damit vor allem des Dekans war es, Unterlagen zur Vergabe von Stipendien an Lehrer und Lernende sowie zur Stundung von Honoraren von Seiten der Studenten zu prüfen. So wurden Anfragen des Regierungsbevollmächtigten an die Fakultät gestellt, „welche von den [...] habilitirten Privatdocenten vor anderen, nach dem Gesammtergebnis ihrer bisherigen wissenschaftlichen und akademischen Leistungen,

---

[458] Vgl. UAH Rep. 29 Med. Fak. Nr. 103, unpag.: Protokoll vom 05.05.1837 und Nr. 127, unpag.: Protokoll vom 03.03.1849.
[459] Vgl. UAH Rep. 29 Med. Fak. Nr. 106, unpag.: Protokoll vom 04.01.1839, Nr. 109, unpag.: Protokoll 06.03.1840 und Nr. 124, unpag.: Protokoll 03.03.1849.
[460] Vgl. UAH Rep. 29 Med. Fak. Nr. 106, unpag.: Protokoll vom 21.11.1838.
[461] Vgl. UAH Rep. 29 Med. Fak. Nr. 109, unpag.: Protokoll vom 21.02.1840.
[462] Vgl. UAH Rep. 29 Med. Fak. Nr. 127, unpag.: Protokoll vom 23.03.1849.
[463] Vgl. UAH Rep. 29 Med. Fak. Nr. 133, unpag.: Protokoll vom 06.02.1852.
[464] Vgl. UAH Rep. 29 Med. Fak. Nr. 106, unpag.: Protokoll vom 28.07.1838 und Nr. 112, unpag.: Protokoll vom 11.12.1841.
[465] Vgl. UAH Rep. 29 Med. Fak. Nr. 109, unpag.: Protokoll vom 14.03.1840.
[466] Vgl. UAH Rep. 29 Med. Fak. Nr. 112, unpag.: Protokoll vom 23.12.1841.
[467] Vgl. UAH Rep. 29 Med. Fak. Nr. 112, unpag.: Protokoll vom 29.10.1841.
[468] Vgl. u. a. UAH Rep. 29 Med. Fak. Nr. 103, unpag.: Protokoll vom 29.04.1837, Nr. 118, unpag.: Protokoll vom 22.07.1844, Nr. 124, unpag.: Protokoll vom 12.08.1847.

so wie nach dem Eindrucke [...] würdig wären"[469], ein Stipendium zu erhalten. Während Krukenberg keinen der Privatdozenten für würdig erachtete[470], befürworteten die Professoren Friedländer, d'Alton und Blasius, dem Privatdozenten Rosenbaum das Stipendium zu geben. Hier spielten wieder Antipathien der Kollegen der Medizinischen Fakultät untereinander eine Rolle. So äußerte sich u. a. Friedländer hierzu: „Man wird mich gewiß nicht einer Sympathie für die Persönlichkeit des p. D. Rosenbaum behuldigen, aber es ist nur Gerechtigkeit, wenn man bei dieser Gelegenheit seine literarische, in der gelehrten Welt sehr anerkannten Leistungen hervorhebt."[471]

Anfragen von Studierenden zur Stundung ihrer Honorare finden sich in den Dekanatsakten ab 1840 relativ häufig. Im Juni 1840 fragten die Studierenden Deutschbein und Heeck wegen ihrer Armut um Stundung der Honorare nach. Krukenberg äußerte sich gegen seine Kollegen folgendermaßen: „Nach meiner Ansicht ist es nicht rathsam dass man ohne die gehörigen Mittel sich dem studio der Arzneikunde widme; haben Sie aber nichts dagegen so würde ich dafür sein den genannten Herrn, ausnahmsweise, aber nur die Hälfte der Honorare zu stunden."[472] Dieser Vorschlag fand bei den Kollegen Friedländer, d'Alton, Hohl und Blasius Zustimmung. Dass es aber nicht bei einer Ausnahme blieb, belegen die Beschlüsse zur Stundung von Honoraren in mehreren Jahren. Nachdem der Student Haun Anfang 1843 ein „Attest der Dürftigkeit" des Magistrats seiner Heimatstadt einreichte, wurde diesem vorgeschlagen, „daß er die Hälfte der Honorare gleich bei Aufnahme der Vorlesungen bezahle, daß ihm aber die Hälfte gestundet werde."[473] In den Dekanatsakten finden sich auch mehrere Protokolle zur „Berathung über die Stundungsgesuche", so

---

[469] UAH Rep. 29 Med. Fak. Nr. 115, unpag.: Schreiben vom 04.02.1843.
[470] Vgl. UAH Rep. 29 Med. Fak. Nr. 115, unpag.: Schreiben vom 12.02.1843.
[471] UAH Rep. 29 Med. Fak. Nr. 115, unpag.: Schreiben vom 13.02.1843.
[472] UAH Rep. 29 Med. Fak. Nr. 109, unpag.: Schreiben vom 27.06.1840.
[473] UAH Rep. 29 Med. Fak. Nr. 115, unpag.: Schreiben vom 09.03.1943.

im November 1848, Mai 1949 und Juli 1850. In meisten Fällen wurde einstimmig entschieden, die Hälfte der Honorare zu stunden. Gelegentlich wurden noch Nachweise, z.b. über den Verdienst des Vaters, gefordert. Wenige wurden aber auch abgelehnt.[474]

Dass Krukenberg sein Amt als Dekan nicht immer zur Zufriedenheit der anderen Professoren ausführte, lässt ein Schreiben der Fakultätskollegen Friedländer, d'Alton, Niemeyer und Blasius an Krukenberg vom 2. September 1835 vermuten, in dem es hieß: „Die unterzeichneten Mitglieder der medicinischen Fakultät haben mit wahrem Schmerze die Erfahrung machen müssen, daß Ew. Spectabilität sich weder das wahre Interesse der Facultät, noch die Aufrechterhaltung guter kollegialistischer Verhältnisse wollen angelegen seyn lassen."[475] Grund hierfür waren „mangelhafte Form und Inhalt" eines Fakultätsprotokolls, welches die Kollegen nicht unterschreiben wollten und welches von Krukenberg geändert werden sollte. Allerdings wurde die Angelegenheit von Krukenberg wohl ad acta gelegt, so dass die Fakultät erklärte: „Wenn wir dieses rücksichtlose Verfahren eines Decans, der vor allem die plurima vota seiner Kollegen zu respektiren und darauf zu handeln hat, nicht sofort der hohen Behörde anzeigen, [...], so hält uns lediglich die Scheu vor öffentlichem Scandal zurück."[476] In gleichem Schreiben erklärten die Mitglieder der Fakultät, dass eine Stimmenmehrheit, auch wenn der Dekan anderer Meinung wäre, in Zukunft durchgesetzt werde. Außerdem verlangten sie, dass keine Fakultätshandlung und erst recht keine Promotionsprüfung anzuerkennen sei, an der nicht wenigstens drei Mitglieder teilgenommen hätten. Vor allem die beiden anderen dekanablen

---

[474] Vgl. UAH Rep. 29 Med. Fak. Nr. 124, 127 und 130.
[475] UAH Rep. 29 Med. Fak. Nr. 100, unpag.: Schreiben vom 02.12.1835.
[476] Ebd.

Mitglieder wollten hier nicht die Verantwortung übernehmen, allein die Fakultät zu repräsentieren.[477]

Auch in Bezug auf die Vertretung des Dekans gab es Schwierigkeiten während Krukenbergs Zeit als dekanables Mitglied. In den Statuten war die Vertretung genau geregelt: „In Fällen der Verhinderung oder Abwesenheit des Decans, sowie wenn derselbe während der Dauer seines Decanats mit Tode abgehen sollte, vertritt dessen Stelle sein unmittelbarer Vorgänger im Decanat."[478] Während einer Dekanatszeit Friedländers scheint es hierüber zu einem Disput gekommen zu sein. „Gewöhnlich versteht es sich freilich von selbst, daß der Exdecan ohne specielle Aufforderung seinen abwesenden Kollegen vertritt. Bekanntlich aber unterzieht sich Herr Krukenberg nur ungern den Geschäften des eigenen Dekanats, weshalb man auch nicht leicht eine Stellvertretung ihm zumutet."[479] ist einem Schreiben Friedländers in einer Dekanatsakte zu entnehmen.

Hier klingt auch wieder an, dass die Fakultät mit der Dekanatsführung Krukenbergs im Allgemeinen nicht zufrieden war.

8.5 Rücktritt von den Ämtern

Nach insgesamt 39 Jahren der Leitung der ambulatorischen Klinik, 33 Jahren als Direktor der Medizinischen Klinik, davon sechzehn Jahre in der neu errichteten Klinik am Domplatz, und 21 Jahren als Dekan legte Krukenberg am 1. Januar 1856 sämtliche Ämter nieder, bereits 69 Jahre alt und zunehmend krank.

Bereits im Dezember 1854 wandte sich Krukenberg an den Kurator der Universität mit der Bitte, die Vorlesungen über allgemeine und spezielle Pathologie ab Ostern 1855 abgeben zu können. Der Minister wünschte sich

---

[477] Vgl. UAH Rep. 29 Med. Fak. Nr. 100, unpag.: Schreiben vom 02.12.1835.
[478] Vgl. Statuten der vereinigten Friedrichs-Universität Halle-Wittenberg (1854), S. 17.
[479] UAH Rep. 29 Med. Fak. Nr. 122, unpag.: Schreiben vom 03.10.1846.

daraufhin einen Nachfolger, der sowohl die Vorlesungen übernehmen könne als auch einen, dem „bei dem hoffentlich noch lange entfernten Abgange des Herrn Geheimen Medicinal-Raths Dr. Krukenberg auch die Direction der dortigen medicinischen Klinik aus vollem Vertrauen übertragen werden könne."[480]
Die Fakultät, wahrscheinlich unter Krukenbergs maßgeblicher Beeinflussung, brachte zur Nachfolge Krukenbergs entsprechende Vorschläge: „Die unterzeichnete Facultät, mit Ausschluß des Herrn Collegen Blasius, welcher ein separates Votum abgiebt, hat in der Sitzung vom 22sten Januar beschlossen: zu den Vorlesungen über allgemeine und specielle Pathologie und Therapie ihren Collegen Krahmer und den Professor Dr. Adolph Krukenberg zu Braunschweig, dem Ministerium zu empfehlen."[481] Über Adolph Krukenberg wurde in dem Schreiben weiter ausgeführt, dass er in Halle Medicin studirt hatte und unter Peter Krukenberg zwei Jahre Assistent an der Medizinischen Klinik war. Nach der Promotion und einer Studienreise durch Europa ließ er sich als Arzt in Braunschweig nieder, führte zuerst eine eigene Praxis und wurde dann Professor an der Medizinischen Fakultät Braunschweig und Leiter der Station für innere Kranke.[482] Adolph Krukenberg war ein Neffe Peter Krukenbergs, dies geht aus einem Brief Auguste Krukenbergs an Adolph Krukenberg hervor.[483]
Krahmer wurde nach Krukenbergs Tod zwar dekanables Mitglied der Fakultät, aber nicht dessen Nachfolger, auch Adolph Krukenberg erhielt nicht die Stelle Peter Krukenbergs. Vielmehr bestimmte man Karl Julius Vogel (1814-1880) zum neuen Professor der Pathologie und Therapie in Halle. Vogel studierte in München Medizin und promovierte dort, war dann Assistent in Erlangen und habilitierte 1840 in Göttingen. Als

---

[480] UAH Rep. 29 Med. Fak. Nr. 139, unpag.: Schreiben vom 16.01.1855.
[481] UAH Rep. 29 Med. Fak. Nr. 139, unpag.: Schreiben vom 24.01.1855.
[482] Vgl. UAH Rep. 29 Med. Fak. Nr. 139, unpag.: Schreiben vom 24.01.1855.
[483] „Mein bester Adolph [...] mit treuer Liebe Deine Tante Auguste." SAH AU 949: Brief vom 31.12.1840.

Ordinarius in Gießen schließlich diagnostizierte er 1849 als erster in Deutschland eine Leukämie am lebenden Menschen. In Halle, wo er ab 1855 lehrte, merkte man, dass ihm die praktische klinische Arbeit nicht besonders lag, so dass diese an Theodor Weber abgegeben wurde. Vogel hingegen übernahm die neugeschaffene Professur für pathologische Anatomie.[484] Theodor Weber (1829-1914) leitete die Medizinische Universitätsklinik bis 1890.[485]

9 Letzte Lebensjahre

9.1 Lebensabend

Über die letzten Lebensjahre Peter Krukenbergs, d. h. die Jahre nach Aufgabe der Tätigkeit als Leiter der Medizinischen Klinik und nach Abgabe des Dekanats, ist nicht vieles überliefert worden. Wir wissen, dass er auch weiterhin seine ehemaligen Schüler zu Gesprächen empfing und sich nun Reisen in seine alte Heimat leistete, welche für Krukenberg als ein „Evenement" galten.[486]

Im August 1857 wandte sich Krukenberg mit einem Schreiben an den Kurator der Universität mit dem Wunsch, „bei hiesiger Universität ein nie theilbares Stipendium für Mediciner zu stiften".[487] Pernice, damaliger Kurator der Universität, unterrichtete noch am gleichen Tag den Minister der geistlichen, Unterrichts- und Medizinalangelegenheiten über dieses Vorhaben Krukenbergs, musste aber eingestehen, dass in dem Schreiben Krukenbergs nichts darüber zu lesen war, „wie dann namentlich über den künftigen Eigenthümer des Stiftungs-Kapitals, über die Verwaltung

---

[484] Vgl. Eulner; Kaiser (1959), S. 469.
[485] Vgl. www.catalogus-professorum-halensis.de/webertheodor.html.
[486] Vgl. Barriés (1866), S. 7.
[487] GStA I.HA Rep. 76 Va Sekt.8 Tit. XI Nr.23 S. 2: Schreiben vom 13.08.1857.

desselben, über den Ort des Studiums des künftigen Benefirieten, über dessen Vaterland" u.s.w. zu entscheiden sei.[488] Bevor aber die "Allerhöchste Genehmigung zur Annahme der Zuwendung extrahirt werden kann", war es erforderlich, dass die Schenkung eine rechtskräftige Form abnähme, so die Antwort des Ministeriums mit der gleichzeitigen Bitte, dass Pernice sich darum kümmere.[489] Pernice und Krukenberg erarbeiteten daraufhin ein Statut, welches die Modalitäten zur Erlangung des Stipendiums und die Höhe dessen regelte. So ist in dem erarbeiteten "Statut einer Stipendien-Stiftung auf der Königlichen vereinten Friedrichs-Universität Halle Wittenberg zu lesen", dass Krukenberg am 1. Oktober des Jahres 1857 eine Summe von 5000 Talern an die Hauptkasse der Universität einzahlte. Die Verwaltung dieser Stipendien-Stiftung oblag der Universität.[490]

Über den künftigen Empfänger der Zinsen der 5000 Taler hatte Krukenberg recht genaue Vorstellungen: „§4 Die Verleihung des Stipendiums erfolgt mittels eines durch Stimmenmehrheit gefassten Beschlusses der sämmtlichen ordentlichen Professoren der medicinischen Facultät. Bei Gleichheit der Stimmen giebt diejenige des Dekans den Ausschlag. §5 Bei der Verleihung soll nicht blos Dürftigkeit, sondern vorzüglich die wissenschaftliche Tüchtigkeit und das sittliche Leben des Bewerbers berücksichtigt werden. §6 Um für die Beurtheilung [...] eine feste Grundlage zu gewinnen, ist es nothwendig, daß derjenige, welcher sich um das fragliche Stipendium bewirbt, bereits ein und ein halbes Jahr auf der Universität Halle-Wittenberg dem Studium der Medicin sich gewidmet hat. §7 Das Stipendium ist zunächst für eingeborene Preußische Unterthanen evangelischen Glaubens bestimmt. Jedoch sollen auch Ausländer gleicher Confession bei der Bewerbung nicht ausgeschlossen werden. §8 Das

---

[488] GStA I.HA Rep. 76 Va Sekt.8 Tit. XI Nr.23 S. 1: Schreiben vom 13.08.1857.
[489] Vgl. GStA I.HA Rep. 76 Va Sekt.8 Tit. XI Nr.23 S. 3: Schreiben vom 31.08.1857.
[490] Vgl. GStA I.HA Rep. 76 Va Sekt.8 Tit. XI Nr.23 S. 11: Schreiben vom 04.09.1857.

Stipendium wird auf Zeit von drei Jahren verliehen, so daß dasselbe noch über die Zeit des akademischen Studiums hinaus genossen werden kann. §9 Der Stipendiat ist gehalten, nach erfolgter Verleihung mindestens noch ein Jahr lang auf der Universität Halle-Wittenberg die medizinischen Wissenschaften zu studiren."[491]

Im Auftrag des Königs wurde am 24. Oktober 1857 die „landesherrliche Genehmigung" zur Annahme des Kapitals und Gründung einer Stiftung gegeben, die „in Anerkennung der wohlthätigen Gesinnung des Stifters" den Namen „Krukenberg-Stiftung" erhielt.[492]

Die Chroniken der Friedrichs-Universität geben Auskunft darüber, dass dieses Stipendium mindestens bis 1916 ausgezahlt wurde. Der Gesamtbetrag des Jahres 1915 von 621,17 Mark wurde aufgeteilt in eine Zahlung für das Sommersemester 1915 von 310 Mark und für das Wintersemester 1915/16 von 311,17 Mark.[493] In der nächsten Chronik, welche die Jahrgänge 1916 bis 1926 beinhaltet, wurde auf die Aufzählung der einzelnen Verleihungen der bestehenden Stipendien wegen Platzmangels verzichtet. Die Stipendien wurden laut Chronik „während der ganzen Jahre, die der vorliegende Bericht umfasst, jedoch mit Ausnahme der Semester, die auf die Inflation bis zur Stabilisierung der Währung folgten"[494] ausgezahlt. Die Inflation hat dann die akademischen Stipendien und Stiftungen der Universität vernichtet, so dass auch bei Erscheinen der Chronik 1926 noch keine Stipendien wieder verliehen werden konnten.[495]

---

[491] GStA I.HA Rep. 76 Va Sekt.8 Tit. XI Nr.23 S. 11/12: Schreiben vom 04.09.1857.
[492] Vgl. GStA I.HA Rep. 76 Va Sekt.8 Tit. XI Nr.23 S. 10: Schreiben vom 24.10.1857.
[493] Vgl. Chronik der Friedrichs-Universität (1916), S. 30.
[494] Chronik der Friedrichs-Universität (1928), S. 238.
[495] Vgl. Chronik der Friedrichs-Universität (1928), S. 238.

9.2 Ehrungen und Goldenes Jubiläum

Im Jahr 1836 erhielt Krukenberg einen Ruf an die Universität Göttingen, woraufhin Krukenberg seinen Wunsch nach einem neuen Gebäude der Medizinischen Klinik äußerte und dieses auch bewilligt wurde. Zusätzlich zu dem Neubau am Domplatz wurde Krukenberg, ähnlich wie Meckel im Jahr 1828 in Folge des Rufe an die Universität London[496], der Titel des Geheimen Medizinalrats zuerkannt. In einem Begleitschreiben zu dieser Ernennung an Krukenberg heißt es: „Des Herrn Ministers Excellenz hält sich überzeugt, daß Ew. Wohlgeboren in dieser, Allerhöchsten Orts für Sie erbetenen Auszeichnung einen neuen unzweideutigen Beweis finden werden, welchen Werth der Herr Minister auf Ihre verdienstliche Wirksamkeit bei der hiesigen medicinischen Fakultät und besonders auf Ihre umsichtige und belebende Leitung der hiesigen medicinischen Klinik und Ihren unermüdlichen Eifer für die wissenschaftliche und praktische Ausbildung der hiesigen Studirenden der Medicin, legt."[497]

Im Jahr 1839 wurde Krukenberg der Rote-Adler-Orden vierter Klasse verliehen. Zu seinem 50-jährigen Promotionsjubiläum 1860 bekam er den Roten-Adler-Orden zweiter Klasse „mit Eichenlaub und der Zahl 50" „als neue öffentliche Anerkennung".[498] Schließlich erhielt er anlässlich des 50-jährigen Professorenjubiläums 1864 auch noch den Stern zum Roten-Adler-Orden zweiter Klasse,[499] für welchen sich Krukenberg mit schon zittriger Schrift beim Ministerium bedankte: „Ew. Excellenz haben geruht

---

[496] Auch Meckel hatte vorherige Rufe an die Universitäten Jena und Würzburg abgelehnt, bei einem Ruf nach London aber Forderungen an die preußische Regierung gestellt, u.a. eine Gehaltserhöhung und die Erlaubnis, seine Sammlung erweitern zu dürfen. Beides wurde ihm bewilligt, und zusätzlich erhielt er den Titel „Geheimer Medizinalrat". Vgl. Beneke (1934), S. 52.
[497] UAH Personalakte Peter Krukenberg PA 43870, Nr.10: Schreiben vom 13.02.1837.
[498] Vgl. UAH Personalakte Peter Krukenberg PA 43870, Nr.14: Schreiben vom 28.04.1860.
[499] Vgl. GStA I.HA Rep.76 Va Sekt. 8 Tit. IV Nr. 4 Bd.1 S. 73 : Schreiben vom 05.12.1864.

mir zum 22ten d.M. gütiges Wohlwollen auf eine so nachsichtsvolle Weise zu bestätigen, dass ich Ihnen zum größten Danke verpflichtet bin [...]."[500]

1844 hatte Krukenberg die „grosse Medaille der Wissenschaft" erhalten, zusätzlich fanden sich zu Barriés' Zeiten unter Krukenbergs Papieren „11 Diplome des In- und Auslandes".[501]

Einige dieser Diplome befinden sich heute in den Sondersammlungen der Universitäts- und Landesbibliothek Halle, so beispielsweise ein Diplom der „Societät für die gesammte Mineralogie zu Jena" vom 12. Januar 1831[502], eine Ernennungsurkunde der Naturforschenden Gesellschaft zu Halle vom 14. Dezember 1822[503] sowie eine Mitgliedsurkunde der Kaiserlichen Leopoldinisch-Carolinischen Akademie der Naturforscher vom 15. August 1858.[504]

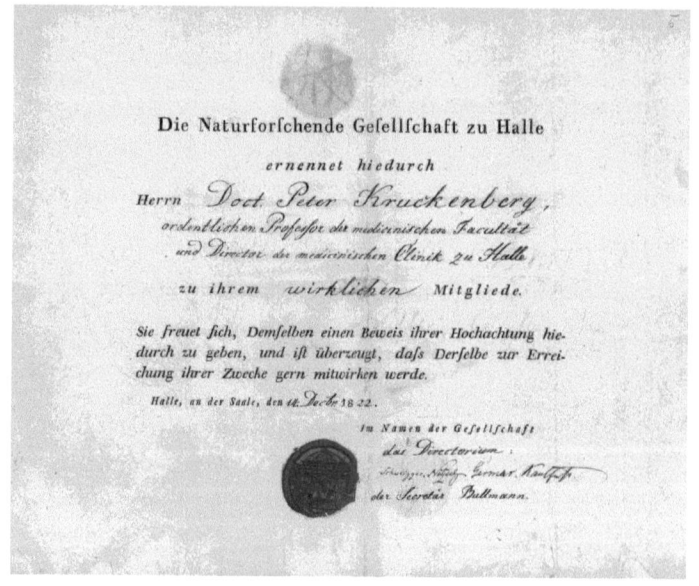

Abb.17 Mitgliedsurkunde Naturforschende Gesellschaft zu Halle (14.12.1822)

---

[500] GStA I.HA Rep.76 Va Sekt. 8 Tit. IV Nr. 4 Bd.1 S. 76: Schreiben vom 27.12.1864.
[501] Vgl. Barriés (1866), S. 8/9.
[502] Vgl. ULB Sondersammlungen MsA 152(4).
[503] Vgl. ULB Sondersammlungen MsA 152(5).
[504] Vgl. ULB Sondersammlungen MsA 152(9).

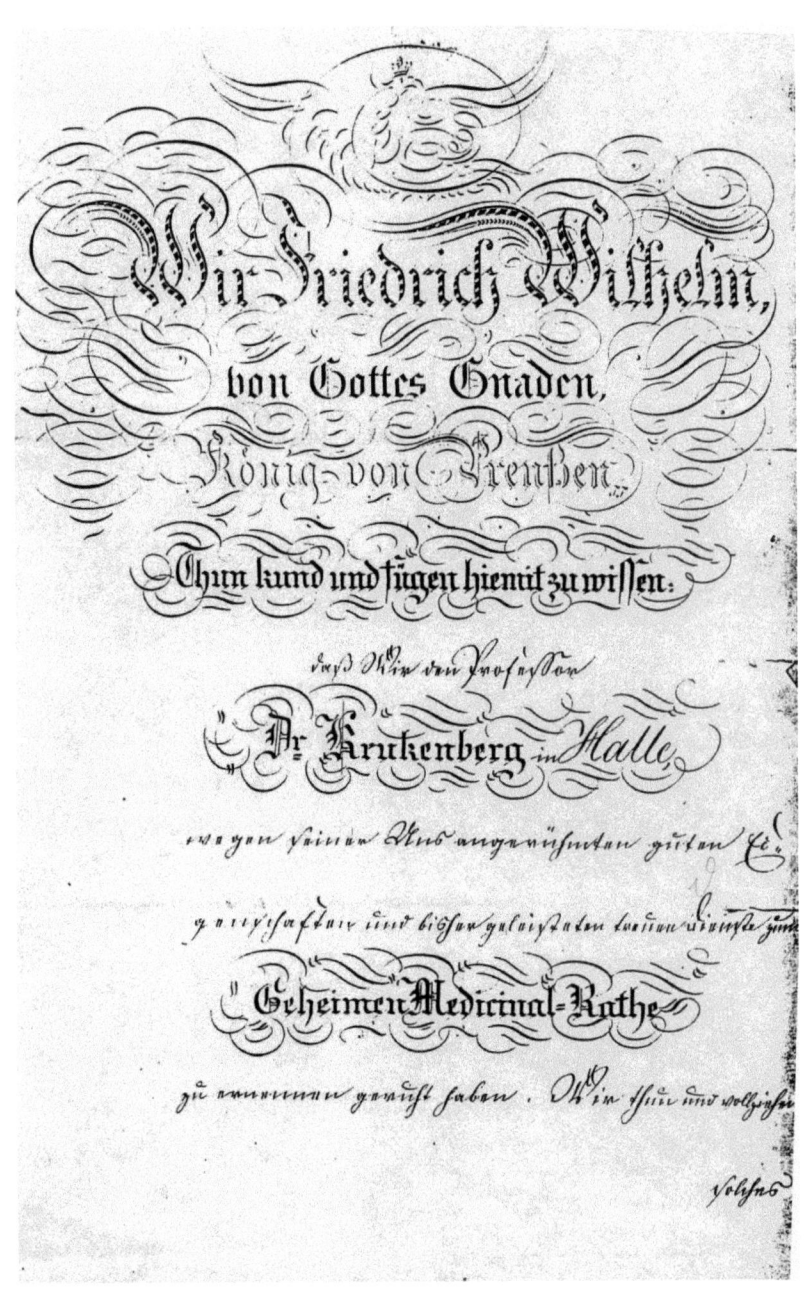

Abb.18 Ernennungsurkunde zum Geheimen Medizinalrat (16.01.1837)

9.3 Krankheit und Tod

„Alter und Krankheit, diese treuen Alliirten des Todes, griffen vereint ihn an; der Ausgang konnte nicht zweifelhaft sein, am wenigsten ihm, der es verstand den klaren Blick des Arztes auf sich selber zu richten. Ein Schlagfluss, der ihn im März 1861 traf, eröffnete die langsame Katastrophe; zwar die nächsten Folgen verloren sich allmählig, doch die Gebrechlichkeit war von nun an declarirt, der erste Spatenstich für das Grab aufgeworfen. In milderer Form kehrte der Anfall wieder im Februar 1865."[505] Dazu gesellte sich wachsende Schwerhörigkeit, wegen der Krukenberg 1856 in den Ruhestand trat.[506] Zusätzlich hatte sich seit 1863 ein Krebsleiden am Gaumen entwickelt, welches „die Kieferränder erreichte und schliesslich, wie die Section nachwies, den harten Gaumen durchbrochen hatte."[507]

Die Bürger Halles wurden in Nachrufen verschiedener Zeitungen über den Tod Krukenbergs informiert, so hieß es im „Hallischen Tageblatt" vom 16.12.1865: „Mittwoch Abend um 6 Uhr haben Stadt und Universität eine ihrer ersten Celebritäten verloren; es starb der Geheime Medicinal-Rath Professor Dr. Peter Krukenberg im 78. Lebensjahre [...]."[508]

Der Trauergottesdienst fand am 15. Dezember 1865 im Sterbehaus statt, bei dem Professor Erdmann, „mit dem sich der Kranke in seinen Schmerzensstunden am liebsten unterhielt, weil er ihn am besten verstand"[509], die Trauerrede hielt. Diese Rede befasste sich hauptsächlich mit der Treue gegenüber dem Vaterland, gegenüber den zahlreichen

---

[505] Barriés (1866), S. 58.
[506] Vgl. Hauck (1867), S. 45.
[507] Barriés (1866), S. 58.
[508] Hallisches Tageblatt Nr. 295 (1865), S. 1413.
[509] Hauck (1867), S. 46.

Patienten und Schülern sowie gegenüber seiner Ehefrau und wurde ohne Nennung des Verfassers für die Nachwelt veröffentlicht.[510]

Am Morgen des 16. Dezember 1865 erfolgte „dem Willen des Dahingeschiedenen gemäß, die Bestattung ohne alles Gepränge auf dem hiesigen Stadtgottesacker".[511]

Das auch heute noch bestehende Doppelgrab Peter Krukenbergs, in dem auch Auguste Emilie Krukenberg 1881 beigesetzt wurde, befindet sich auf dem Innenfeld im Nordosten des halleschen Stadtgottesackers.[512] Das Grab in der fünften Reihe der ersten Abteilung (Grabstelle 292/293) wurde eine Zeitlang von der Universität gepflegt. Heute werden von den Mitarbeitern der Friedhofsverwaltung Nordfriedhof das Efeu beschnitten und Laub und Unkraut entfernt.[513]

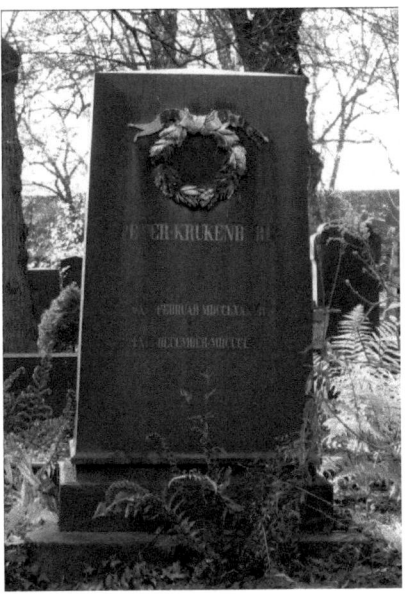

Abb.20 Krukenbergs Grabstätte, heute

---

[510] Vgl. Am Sarge Peter Krukenbergs (1865).
[511] Hallische Zeitung Nr. 296 (1865), S. 1428.
[512] Vgl. Tietz (2004), S. 70ff.
[513] Freundliche Auskunft von Herrn Hartmut Bade, Friedhofsverwalter Nordfriedhof/ Stadtgottesacker.

10 Zusammenfassung

Anhand der vorliegenden archivalischen und gedruckten Quellen wurde das Leben und Wirken Peter Krukenbergs aufgearbeitet. Die bisherigen veröffentlichten Erkenntnisse, insbesondere über biographische Ereignisse des bekannten Arztes und Professors aus Halle konnten durch Einblicke in Geburts- und Trauregister sowie in ein von Krukenberg selbst verfasstes Curriculum vitae erweitert und vervollständigt werden. Eine deutliche Bereicherung der bisherigen Originalquellen bedeuteten die vierzehn Urkunden, welche dem Universitätsarchiv Halle von einem entfernten Verwandten Krukenbergs, Herrn Dr. Holfelder aus Frankfurt, im Jahr 2006 zur Verfügung gestellt wurden. Auch diese belegen einige bedeutende Schritte in der Biographie Krukenbergs, da sich unter ihnen die Approbationsurkunden, die Ernennungsurkunden zum außerordentlichen und ordentlichen Professor sowie die Genehmigungsurkunde zur Eröffnung der ambulatorischen Klinik befinden.

Peter Krukenberg wurde im Dezember 1814 nach dem Medizinstudium in Göttingen, einer Studienreise nach Berlin und seiner Zeit als Soldat und Militärarzt beim Lützowschen Freikorps als außerordentlicher Professor nach Halle berufen. Hier war infolge des Weggangs angesehener Professoren und der Kriegswirren die Direktion der Medizinischen Klinik unbesetzt, weshalb Krukenberg auch diese kommissarisch mit übernahm. Krukenberg konnte die Stellung jedoch nicht gleich antreten, da er noch kein preußisches Staatsexamen abgelegt hatte, er holte dies aber im März 1816 nach und trat sein Amt in Halle an. Nach einjähriger interimistischer Leitung der Medizinischen Klinik musste Krukenberg diese Stellung an Johann Christian Nasse abgegeben, der zum ordentlichen Professor für Pathologie und Therapie an der Medizinischen Fakultät Halle ernannt wurde. Krukenberg hatte aufgrund seiner bisherigen Tätigkeit als Arzt an der Klinik und als Lehrer der Studenten die Idee, eine ambulatorische

Klinik zu errichten. Deren Zweck sollte es sein, die zahlreichen armen Kranken der Stadt medizinisch gut und kostenlos zu versorgen, die Studierenden praktisch auszubilden und der medizinischen Wissenschaft zu nutzen. Zur Finanzierung einer solchen zusätzlichen Klinik wurde ein „Verein zur Krankenpflege verdienter hallescher Einwohner" gegründet, welcher die Spendergelder wohlhabender Einwohner Halles verwaltete und verteilte. Wohl durch diese Entscheidung der Bürger, den Armen zu helfen, genehmigte das Ministerium die Errichtung einer ambulatorischen Klinik, obwohl Nasse als Leiter der universitären Medizinischen Klinik mehrfach schriftlich Einwände vorbrachte.

Die um Ostern 1816 eröffnete Institution befand sich im Privathaus Krukenbergs, in der heutigen Brüderstraße 5. Jährlich legte Krukenberg dem Ministerium Rechenschaftsberichte vor, in denen er die Zahlen der behandelten, geheilten und verstorbenen Patienten sowie die Anzahl der ausgebildeten Ärzte und Studenten herausgab. Doch schon bald reichten dem Ministerium diese handschriftlichen Berichte nicht mehr aus, und es forderte eine größere Publikation. Daraufhin veröffentlichte Krukenberg zwei Bände der „Jahrbücher der ambulatorischen Klinik zu Halle". Hier erfährt man, wie die Klinik eingerichtet war, wie die Patienten an die medizinische Hilfe gelangten, welche Art von Kranken behandelt wurden und vor allem wie Krukenberg seinen arbeitsreichen Tag mit theoretischem Unterricht und klinischer Unterweisung einteilte. Vorlesungen fanden in den Morgenstunden statt. In der Mittagszeit konnten sich die Kranken oder deren Angehörige vorstellen, die dann im Beisein der Studenten und des Professors untersucht wurden und eine Therapie verordnet bekamen. Bei den zahlreichen Hausbesuchen lernte der Anfänger vom Fortgeschrittenen, so dass jungen Studenten immer ein erfahrener Arzt oder Student zur Seite stand. Nur durch diese Organisation konnten die vielen armen Kranken der Stadt medizinisch versorgt werden.

An Diagnostika fanden unter Krukenberg die damals durchaus noch nicht überall übliche Perkussion, die Auskultation, aber auch die Mikroskopie und Anfänge der Laboruntersuchungen Einsatz. Wichtig erschienen Krukenberg aber vor allem eine detaillierte Anamnese und klinische Untersuchung sowie eine Obduktion im Todesfall des Patienten. Durch die Leichenöffnungen, welche zur Überprüfung der zu Lebzeiten des Patienten gestellten Diagnose durchführt wurde, kam es immer wieder zu Auseinandersetzungen mit den Anatomen, da diese die Sektionen für sich beanspruchten. An Therapien setzte Krukenberg stets die einfachsten ein, selten bemühte er ausländische oder kombinierte Mittel. Er war der Meinung, dass die einfachsten Mittel meist die besten seien, und dass die jungen Ärzte und Studenten lernen sollten, mit wenigen, aber richtigen Medikamenten umzugehen. Dazu kam natürlich, dass der ambulatorischen Klinik nur ein geringes Budget zur Verfügung stand.

In den Jahrbüchern wurden exakte Tabellen mit der Anzahl der monatlich behandelten Patienten, geordnet nach ihren Krankheitsbildern und unterteilt in geheilte, verstorbene, abgegebene oder in Behandlung verbliebene, herausgegeben. Hier zeigt sich, dass in der ambulatorischen Klinik in den Jahren 1816 bis 1823 12277 Kranke medizinisch versorgt wurden. Den Hauptabschnitt der Jahrbücher machen die darin enthaltenen Beschreibungen von Krankheitsbildern mit den jeweiligen Kranken-geschichten aus. Die detaillierte Auswertung und Aufarbeitung dieses Quellenmaterials bleibt weiterer Forschung vorbehalten.

Die meisten Schüler Krukenbergs waren von ihm sehr angetan. Die beiden kurz nach seinem Tod herausgegebenen Denkschriften Barriés' und Haucks belegen dies. Diesen beiden Veröffentlichungen wurden vor allem biographische Fakten, aber auch Informationen über die theoretische und praktische Lehrtätigkeit Krukenbergs und seiner Theorien entnommen. Zusätzlich wurden die darin enthaltenen Informationen mit den in den

Sondersammlungen der Universitätsbibliothek aufbewahrten Kollegbüchern eines ehemaligen Studenten und den Vorlesungskatalogen abgeglichen. Hier stellte sich heraus, dass die Vorlesungen über Pathologie und Therapie Krukenbergs sehr gut strukturiert und klar gegliedert waren und dass darin sämtliche relevanten Themen Erwähnung fanden.

Peter Krukenberg wurde nach dem Weggang Nasses 1819 und nach 2½-jährigem Briefwechsel zwischen ihm, dem Regierungsbevollmächtigten der Universität und dem Ministerium der geistlichen, Unterrichts- und Medizinalangelegenheiten im September 1822 zum ordentlichen Professor ernannt. So kam es zur Vereinigung der Krukenbergschen ambulatorischen und der universitären Medizinischen Klinik. Im Jahr 1840 konnten er und seine Patienten einen schon lange notwendigen Neubau am Domplatz beziehen. Auch hierfür musste Krukenberg einigen Kampf aufnehmen. So forderte er diesen Neubau, nachdem er einen Ruf an die Universität Göttingen erhalten hatte.

Als Dekan und Kollege war Krukenberg unter den Mitgliedern der Medizinischen Fakultät nicht beliebt. Allerdings befanden sich zu Anfang bis zur Mitte des neunzehnten Jahrhunderts fast alle Fakultätsangehörigen in Auseinandersetzungen verwickelt. Teils zu Recht, teils zu Unrecht, wurden Krukenberg unerlaubte Leichenöffnungen sowie die Behandlung chirurgischer Kranker vorgeworfen. Erst ein ministeriell angefordertes Gutachten konnte die Kompetenzen und Zuständigkeitsbereiche der einzelnen Professoren klären.

Nach 39-jähriger Leitung der ambulatorischen Klinik und 33 Jahren als Direktor der Medizinischen Klinik legte Peter Krukenberg Anfang 1856 seine Ämter nieder. Er verstarb Ende 1865 nach längerer Krankheit.

11 Quellen

11.1 Ungedruckte Quellen

Geheimes Staatsarchiv Preußischer Kulturbesitz, Berlin (GStA)
I.HA Rep. 76 Va Sekt. 8 Tit. IV Nr. 1 Bd.1 Acta betreffend die Anstellung und Besoldung der ordentlichen und außerordentlichen Professoren bei der Universität zu Halle vom August 1815 bis Mai 1816.
- Blatt 38/39: Schreiben vom 28.09.1815.
- Blatt 110: Schreiben vom 18.11.1815.

I.HA Rep. 76 Va Sekt. 8 Tit. IV Nr. 1 Bd.4 Acta betreffend die Anstellung und Besoldung der ordentlichen und außerordentlichen Professoren bei der Universität zu Halle vom Januar 1818 bis Februar 1819.
- Blatt 182-184: Schreiben vom 03.10.1818.

I.HA Rep. 76 Va Sekt. 8 Tit. IV Nr. 1 Bd.5 Acta betreffend die Anstellung und Besoldung der ordentlichen und außerordentlichen Professoren bei der Universität zu Halle vom März 1819 bis Decbr. 1820.
- Blatt 148: Schreiben vom 29.07.1819.
- Blatt 263/264: Schreiben vom 13.03.1820.

I.HA Rep. 76 Va Sekt. 8 Tit. IV Nr. 4 Bd.1 Acta betreffend die Jubiläen, Verleihung von Orden, Ehrenzeichen, Titeln und sonstigen Auszeichnungen an die Lehrer und Beamten der Universität zu Halle.
- Blatt 73: Schreiben vom 05.12.1864.
- Blatt 76: Schreiben vom 27.12.1864.

I.HA Rep. 76 Va Sekt. 8 Tit. X Nr. 8 Bd.1 Acta betreffend das medicinisch-klinische Institut der Universität zu Halle vom Mai 1820 bis Mai 1840.
- Blatt 2: Schreiben vom 16.05.1820.
- Blatt 5: Schreiben vom 20.06.1820.
- Blatt 9: Schreiben vom 12.11.1820.
- Blatt 11: Schreiben vom 22.03.1832.
- Blatt 13: Schreiben vom 24.04.1821.
- Blatt 16-19: Schreiben vom 04.07.1822.
- Blatt 47-49: Schreiben vom 08.03.1822.
- Blatt 68: Schreiben vom 16.07.1824.
- Blatt 147: Schreiben vom 17.07.1836.

- Blatt 185: Schreiben vom 24.04.1839.

I.HA Rep. 76 Va Sekt. 8 Tit. X Nr. 9 Bd. 2, unpag. Acta betreffend das klinische chirurgisch augenärztliche Institut der Universität zu Halle (1819-1825).
- Schreiben vom 27.02.1824.
- Schreiben vom 20.03.1824.
- Schreiben vom 20.10.1824

I.HA Rep. 76 Va Sekt. 8 Tit. X Nr. 9 Bd. 3, unpag. Acta betreffend das klinische chirurgisch augenärztliche Institut der Universität zu Halle (May 1825-Juni 1829).
- Schreiben vom 30.06.1825.
- Schreiben vom 16.09.1825.

I.HA Rep. 76 Va Sekt. 8Tit. X Nr. 11 Acta betreffend das Poli-Clinische Institut der Universität zu Halle vom Mai 1816 bis Dezember 1859.
- Blatt 1/2: Schreiben vom 03.05.1816.
- Blatt 4: Schreiben vom 25.01.1816.
- Blatt 5: Schreiben vom 25.01.1816.
- Blatt 9/10: Schreiben vom 27.02.1816.
- Blatt 12: Schreiben vom 04.03.1816.
- Blatt 19/20: Schreiben vom 04.09.1816
- Blatt 21: Schreiben vom 19.09.1816.
- Blatt 24/25: Schreiben vom 04.05.1817.
- Blatt 26: Schreiben vom 17.05.1817.
- Blatt 33: Schreiben vom 11.08.1817.
- Blatt 38/39: Schreiben vom 03.05.1818.
- Blatt 40: Schreiben vom 21.05.1818.
- Blatt 47/48: Schreiben vom 30.03.1820.
- Blatt 49/50: Schreiben vom 03.05.1819.
- Blatt 53: Schreiben vom 02.06.1819.
- Blatt 55: Schreiben vom 19.06.1820.

I.HA Rep. 76 Va Sekt. 8Tit. XI Nr. 23 Acta betreffend die von de3m Geheimen Medicinal-Rath und Professor Dr. Krukenberg gegründete Stipendien-Stiftung auf der vereinigten Friedrichs-Universität Halle-Wittenberg vom August 1857 bis November 1857.
- Blatt 1: Schreiben vom 13.08.1857.
- Blatt 2: Schreiben vom 13.08.1857.
- Blatt 3: Schreiben vom 31.08.1857.
- Blatt 10: Schreiben vom 24.10.1857.
- Blatt 11/12: Schreiben vom 04.09.1857.

Niedersächsisches Landesarchiv, Staatsarchiv Wolfenbüttel (NLA)
Sign. 1 Kb Nr. 754 Kirchenbuch der Stadtkirche Königslutter.
- Taufregister 1787, S. 117: Eintrag der Geburt Peter Krukenberg.

Pfarrkirche Marktkirche „Unser Lieben Frauen" Halle
Trauregister 1798-1816.
- S. 601: Eintrag der Verehelichung.

Stadtarchiv Halle (SAH)
Historische Akten. Acta des Magistrats der Stadt Halle. I. Städtische Verwaltung. Armen Sachen.
Kapitel XII. Abtlg. A IV, Nr.1 Acta Die gesuchte Ablieferung derer Armen, welche um freyes Begräbniß anhalten, zur hiesigen Anatomie betr.
- Blatt 18: Schreiben vom 10.01.1780.
- Blatt 65: Schreiben vom 23.07.1822.
- Blatt 83 (Vorderseite): Schreiben vom 26.10.1823.
- Blatt 83 (Rückseite) Schreiben vom 29.10.1823

Kapitel XII. Abtlg. A IV, Nr. 2 Die Ablieferung der Leichen an das anatomische Theater und das Begraben [...] derselben auf dem Nordfriedhof.
- Blatt 3: Schreiben vom 03.03.1829.

Autographensammlung
- Sign. AU 949: Brief vom 31.12.1840.

Sammlungsarchiv/Familienarchiv Objektnummer 505: Krukenberg, Peter David.
Kopie der Ernennungsurkunde zum Geheimen Medizinalrat vom 16.01.1837.

Sammlungsarchiv/Familienarchiv Objektnummer 8720: Krukenberg, Auguste Emilie.

Universitätsarchiv Göttingen (UAG)
Med. Prom. 1810 Krukenberg.
- Lateinische Selbstbiographie vom 28.02.1810.
- Schreiben vom 01.03.1810.

Universitätsarchiv Halle (UAH)
UAH Rep. 29 Med. Fak. Nr. 98, unpag.
- Schreiben vom 15.07.1834.
- Schreiben vom 11.08.1834.
- Schreiben vom 04.09.1834.
- Schreiben vom 07.08.1834.
UAH Rep. 29 Med. Fak. Nr. 100, unpag.
- Schreiben vom 02.12.1835.
UAH Rep. 29 Med. Fak. Nr. 103, unpag.
- Schreiben vom 29.04.1837.
- Schreiben vom 05.05.1837.
UAH Rep. 29 Med. Fak. Nr. 106, unpag.
- Schreiben vom 28.07.1838.
- Schreiben vom 21.11.1838.
- Schreiben vom 04.01.1839.
UAH Rep. 29 Med. Fak. Nr. 109, unpag.
- Schreiben vom 21.02.1840.
- Schreiben vom 06.03.1840.
- Schreiben vom 14.03.1840.
- Schreiben vom 27.06.1840
UAH Rep. 29 Med. Fak. Nr. 112, unpag.
- Schreiben vom 29.10.1841.
- Schreiben vom 11.12.1841.
- Schreiben vom 23.12.1841.
UAH Rep. 29 Med. Fak. Nr. 115, unpag.
- Schreiben vom 04.02.1843.
- Schreiben vom 12.02.1834.
- Schreiben vom 13.02.1843.
- Schreiben vom 09.03.1843.
- Schreiben vom 27.04.1843.
- Schreiben vom 12.05.1843.
UAH Rep. 29 Med. Fak. Nr. 118, unpag.
- Schreiben vom 22.07.1844.
UAH Rep. 29 Med. Fak. Nr. 121, unpag.
- Schreiben vom 03.10.1846.
UAH Rep. 29 Med. Fak. Nr. 124, unpag.
- Schreiben vom 12.08.1847.
UAH Rep. 29 Med. Fak. Nr. 127, unpag.
- Schreiben vom 23.03.1849.
UAH Rep. 29 Med. Fak. Nr. 133, unpag.
- Schreiben vom 06.02.1852.
UAH Rep. 29 Med. Fak. Nr. 139, unpag.
- Schreiben vom 16.01.1855.
- Schreiben vom 24.01.1855.

Personalakte Peter Krukenberg, PA 43870.
Nr. 1: Kopie des Lützowschen Zeugnisses vom 04.10.1814.
Nr. 2: Ernennung zum außerordentlichen Professor vom 22.12.1814.
Nr. 3: Approbationsurkunde zum Geburtshelfer vom 25.03.1815.
Nr. 4: Approbationsurkunde zum praktischen Arzt und Operateur vom 25.03.1815.
Nr. 6: Schreiben über die Errichtung einer Poliklinik vom 06.06.1816.
Nr. 7: Belobigung des Ministeriums über 1. Rechenschaftsbericht vom 24.05.1817.
Nr. 8: Ermahnung des Ministeriums, detaillierte Berichte zu veröffentlichen vom 18.05.1818.
Nr. 9: Ernennung zum ordentlichen Professor und Direktor der medizinischen Klinik vom 20.09.1822.
Nr. 10: Mitteilung des Regierungsbevollmächtigten zur Ernennung zum Geheimen Medizinalrat vom13.02.1837.
Nr. 12: Schreiben zur Bewilligung eines neuen Klinikbaus vom 16.10.1837.
Nr. 14: Glückwunschschreiben zum 50. Promotionsjubiläum vom 28.04.1860.

Universitäts- und Landesbibliothek Halle, Sondersammlungen
MsA 282 (3) Band 3 der Vorlesungsmitschriften „Spezielle Pathologie und Therapie. Fieber, Kachexien und Entzündungen".
- Blatt 469: Inhaltsverzeichnis.
MsA 282 (5) Band 5 der Vorlesungsmitschriften „Krankheiten der gastrischen Organe".
  - Blatt 50/51: 15. Kapitel „Über die Ruhr".
MsA 282 (6) Band 6 der Vorlesungsmitschriften „Krankheiten der Respirationsorgane und des Herzens".
- Einband.

MsA 152
- Nr. 4: Ernennung zum auswärtigen Ehrenmitglied der „Societät für die gesammte Mineralogie zu Jena" vom 12.01.1831.
- Nr. 5: Ernennungsurkunde zum Mitglied der Naturforschenden Gesellschaft zu Halle vom 14.12.1822.
- Nr. 9: Mitgliedsurkunde der Kaiserlich Leopoldinisch-Carolonischen Akademie der Naturforscher vom 15.08.1858.

11.2 Gedruckte Quellen und Literatur

Adam (1983)
Adam, Peter: Berühmte Mediziner der Universität Halle im 19. Jahrhundert und ihre halleschen Grabstätten. Halle, Univ. Dipl., 1983.

Allgemeine Deutsche Biographie (1878)
o.V.: Allgemeine Deutsche Biographie. Band 7: Ficquelmont - Friedrich Wilhelm von Sachsen-Altenburg. Leipzig: Duncker & Humblot, 1878.

Allgemeine Deutsche Biographie (1886)
o.V.: Allgemeine Deutsche Biographie. Band 23: v. Münchhausen - v. Noorden. Leipzig: Duncker & Humblot, 1886.

Am Sarge Peter Krukenbergs (1865)
o. V.: Am Sarge Peter Krukenberg's den 15. December 1865. Halle: Plötz, 1865.

Barriés (1866)
Barriés, Carl: Peter Krukenberg vormals Geheimer Medicinalrath Doctor und Professor der Medicin und Director der medicinischen Klinik zu Halle. Biographische Skizze und Charakteristik seiner Lehrthätigkeit. Halle: Muehlmann, 1866.

Baenkler et al. (1999)
Baenkler et al.: Innere Medizin. Stuttgart: Hippokrates Verlag im Georg Thieme Verlag, 1999.

Beneke (1933)
Beneke, Rudolf: Zur Erinnerung an Johann Friedrich Meckel. Halle, 1933 (Faltblatt).

Beneke (1934)
Beneke, Rudolf: Johann Friedrich Meckel der Jüngere. Halle: Niemeyer, 1934.

Beisswanger (2004)
Beisswanger, Gabriele: Das Accouchierhospital in Braunschweig 1767 bis 1800. Tempel der Lucina oder Pflanzschule für Ungeziefer. In: Schlumbohm, Jürgen; Wiesemann, Claudia (Hrsg.): Die Entstehung der Geburtsklinik in Deutschland 1751-1850. Göttingen, Kassel, Braunschweig. Göttingen: Wallstein-Verlag, 2004, S. 127-143.

Berg (1994)
Berg, Gunnar (Hrsg.): Universitätsführer Martin-Luther-Universität Halle-Wittenberg. Halle: Fliegenkopf-Verlag, 2004.

Bergmeier (2002)
Bergmeier, Oliver: Die sogenannte „niedere Chirurgie" unter besonderer Berücksichtigung der Stadt Halle an der Saale in der ersten Hälfte des 19. Jahrhunderts. Halle, Univ., Med. Fak., Diss., 2002.

Brenke (2002)
Brenke, Rainer: Balneotherapie. In: Melchart, Dieter et al.: Naturheilverfahren. Leitfaden für die ärztliche Aus-, Fort- und Weiterbildung. Stuttgart: Schattauer, 2002, S. 483-491.

Brinkschulte (2006)
Brinkschulte, Eva: Armenfürsorge und öffentliches Gesundheitswesen im 18. und frühen 19. Jahrhundert. In: Stukenbrock, Karin; Helm, Jürgen (Hrsg.): Stadt und Gesundheit. Soziale Fürsorge in Halle vom 18. bis zum 20. Jahrhundert. Halle: Mitteldeutscher Verlag GmbH, 2006. S. 13-27.

Brockhaus (1931)
o.V.: Der Große Brockhaus. Handbuch des Wissens in zwanzig Bänden. 15. Auflage. Neunter Band (I-Kas). Leipzig: Brockhaus, 1931.

Burdach (1848)
Burdach, Karl Friedrich: Rückblicke auf mein Leben. Leipzig: Voß, 1848.

Chronik der vereinten Friedrichs-Universität (1916)
o.V.: Chronik der Königlichen vereinigten Friedrichs-Universität Halle-Wittenberg für das Etatjahr vom 1. April 1915 bis zum 31. März 1916. Herausgegeben von Rektor und Senat. Halle: Buchdruckerei des Waisenhauses, 1916.

Chronik der vereinten Friedrichs-Universität (1928)
o.V.: Chronik der Preußischen vereinigten Friedrichs-Universität Halle-Wittenberg für den Zeitraum vom 1. April 1916 bis zum 12. Juli 1926. Herausgegeben von Rektor und Senat. Halle: Buchdruckerei des Waisenhauses, 1928.

Dolgner (1996)
Dolgner, Angela: Die Bauten der Universität Halle im 19. Jahrhundert. Ein Beitrag zur deutschen Universitätsgeschichte. Halle: Fliegenkopf-Verlag, 1996.

Dzondi (1817)
Dzondi, Carl Heinrich: Des Professors Dzondi Apologie gegen angeschuldigte Anhänglichkeit an die französische Regierung und unzweckmäßige Verwaltung der chirurgischen Klinik. Halle, 1817.

Eckart (2009)
Eckart, Wolfgang U.: Geschichte der Medizin. Fakten, Konzepte, Haltungen. 6. Auflage. Heidelberg: Springer, 2009.

Engelhardt (2002 Bd.1)
Engelhardt, Dietrich von (Hrsg.): Biographische Enzyklopädie deutschsprachiger Mediziner. Band 1 (A-Q). München: K. G. Saur, 2002.

Engelhardt (2002 Bd.2)
Engelhardt, Dietrich von (Hrsg.): Biographische Enzyklopädie deutschsprachiger Mediziner. Band 2 (R-Z). München: K. G. Saur, 2002.

Epkenhans (2008)
Epkenhans, Michael: Geschichte Deutschlands. Von 1648 bis heute. Stuttgart: Konrad Theiss-Verlag GmbH, 2008.

Eulner (1959 a)
Eulner, Hans-Heinz: Hallesche Straßennamen als Denkmäler hallescher Mediziner. VI. Carl Heinrich Dzondi. In: Hallesches Monatsheft. Sonderdruck. 1959, Heft 1.

Eulner (1959 b)
Eulner, Hans-Heinz: Hallesche Straßennamen als Denkmäler hallescher Mediziner. VIII. Peter Krukenberg. In: Hallesches Monatsheft. Sonderdruck. 1959, Heft 3.

Eulner; Sachsenweger (1958)
Eulner, Hans-Heinz; Sachsenweger, Rudolf: Die Augenheilkunde an der Universität Halle. In: Wissenschaftliche Zeitschrift der Martin-Luther-Universität Halle-Wittenberg, 1958, S.393-397.

Eulner; Kaiser (1959)
Eulner, Hans-Heinz; Kaiser, Wolfram: Die Geschichte der medizinischen Universitäts-Poliklinik (II. Medizinische Klinik) in Halle. Wissenschaftliche Zeitschrift der Martin-Luther-Universität Halle-Wittenberg, Sonderdruck, 1959.

Feigl (1999)
Feigl, C.: Das Wohnhaus Krukenbergs. Brüderstraße 5. In: Hallesche Blätter. Denkmale auf der Roten Liste. Halle: Arbeitskreis Innenstadt, 1999.

Forgue (2000)
Forgue, Emile; Bouchet Alain: Die Chirurgie bis zum Ende des 18. Jahrhunderts. In: Toellner, Richard: Illustrierte Geschichte der Medizin. Band 2. Augsburg: Weltbild Verlag, 2000, S. 911-1001.

Frese (1944)
Frese, Otto: Peter David Krukenberg 1787-1865. In: 250 Jahre Universität Halle. Streifzüge durch ihre Geschichte in Forschung und Lehre. Halle: Max Niemeyer-Verlag, 1944, S. 168-192.

Froriep (1824)
Froriep, Ludwig Friedrich von: Notizen aus dem Gebiete der Natur- und Heilkunde. 6. Band, Nr. 16, Februar 1824. Erfurt: Lassius, 1824.

Hallisches patriotisches Wochenblatt, 1. Stück (1799)
Ueber Zweck und Inhalt dieses Wochenblattes. In: Hallisches patriotisches Wochenblatt zur Beförderung gemeinnütziger Kenntnisse und wohlthätiger Zwecke. Jahrgang 1, 1799. Viertes Quartal. 1. Stück. 05.10.1799.

Hallisches patriotisches Wochenblatt, 20. Stück (1816)
Chronik der Stadt Halle. II. Hallisches Klinikum. In: Hallisches patriotisches Wochenblatt zur Beförderung gemeinnütziger Kenntnisse und wohlthätiger Zwecke. Jahrgang 17, 1816. Zweytes Quartal. 20. Stück. 18.05.1816.

Hallisches patriotisches Wochenblatt, 21. Stück (1816)
Chronik der Stadt Halle. In: Hallisches patriotisches Wochenblatt zur Beförderung gemeinnütziger Kenntnisse und wohlthätiger Zwecke. Jahrgang 17, 1816. Zweytes Quartal. 21. Stück. 25.05.1816.

Hallisches patriotisches Wochenblatt, 34. Stück (1817)
Rechenschaft über unser Wirken und Haushalten. In: Hallisches patriotisches Wochenblatt zur Beförderung gemeinnütziger Kenntnisse und wohlthätiger Zwecke. Jahrgang 18, 1817. Drittes Quartal. 34. Stück. 23.08.1817.

Hallisches Tageblatt, Nr. 295 (1865)
Hallisches Tageblatt. Fortsetzung des hallischen patriotischen Wochenblattes zur Beförderung gemeinnütziger Kenntnisse und wohlthätiger Zwecke. Nr. 295, 16.12.1865.

Hallische Zeitung (Hallischer Courier), Nr. 296 (1865)
Hallische Zeitung im G. Schwetschke'schen Verlage. (Hallischer Courier.) Politisches und literarisches Blatt für Stadt und Land. Nr. 296, 17.12.1865.

Hauck (1867)
Hauck, Gustav: Peter Krukenberg. Eine Denkschrift. Berlin: Albert Nauck & Co., 1867.

Hecht (2006)
Hecht, Michael: Pauperismus, Armenfürsorge und sozialer Protest in Halle in der ersten Hälfte des 19. Jahrhunderts. In: Freitag, Werner; Minner, Katrin (Hrsg.): Geschichte der Stadt Halle. Band 2. Halle im 19. und 20. Jahrhundert. Halle: Mitteldeutscher Verlag GmbH, 2006, S. 100-114.

Helm (2006 a)
Helm, Jürgen: Die Armensprechstunde in den Franckeschen Anstalten. In: Stukenbrock, Karin; Helm, Jürgen (Hrsg.): Stadt und Gesundheit. Soziale Fürsorge in Halle vom 18. bis zum 20. Jahrhundert. Halle: Mitteldeutscher Verlag GmbH, 2006, S. 28-40.

Helm (2006 b)
Helm, Jürgen: Krankheit, Bekehrung und Reform. Medizin und Krankenfürsorge im Halleschen Pietismus. Tübingen: Verlag der Franckschen Stiftungen Halle im Max Niemeyer Verlag, 2006.

Hess (2000)
Hess, Volker: Der wohltemperierte Mensch. Wissenschaft und Alltag des Fiebermessens (1850-1900). Frankfurt, New York: Campus Verlag, 2000.

Hirsch (1883)
Hirsch, August: Allgemeine Deutsche Biographie. 17. Band. Krabbe – Lassota. Leipzig: Duncker & Humblot, 1883.

Hirsch (1886)
Hirsch, August (Hrsg.): Biographisches Lexikon der hervorragenden Aerzte aller Zeiten und Völker. Dritter Band. Haab – Lindsley. Wien: Urban & Schwarzenberg, 1886.

Hirsch (1931)
Hirsch, August (Hrsg.): Biographisches Lexikon der hervorragenden Aerzte aller Zeiten und Völker. Dritter Band. Haaf – Lysons. 2. Auflage. Berlin: Urban & Schwarzenberg, 1931.

Hudemann-Simon (2000)
Hudemann-Simon, Calixte: Die Eroberung der Gesundheit. 1750-1900. Frankfurt: Fischer Taschenbuch Verlag, 2000.

Hufeland; Osann (1821)
Hufeland, C. W.; Osann, E. (Hrsg.): Bibliothek der practischen Heilkunde. 45. Band. Berlin: Reimer, 1821.

Kaiser (1979)
Kaiser, Wolfram: In memoriam Johann Juncker (1679-1759). In: Kaiser, Wolfram; Hübner, Hans: Johann Juncker (1679-1759) und seine Zeit. Halle: Martin-Luther-Universität Halle-Wittenberg, 1979, S. 7-28.

Kaiser (1989)
Kaiser, Wolfram: Johann Christian Reil (1759-1813) als Medizinalorganisator und klinischer Lehrer. In: Kaiser, Wolfram; Völker, Arina: Johann Christian Reil (1759-1813) und seine Zeit. Hallesches Symposium. Halle: Wissenschaftspublizistik der MLU Halle-Wittenberg, 1989.

Kaiser; Piechocki (1968)
Kaiser, Wolfram, Piechocki, Werner: Die poliklinische Ausbildung an der halleschen Medizinischen Fakultät in der Krukenberg-Ära. Zeitschrift für die gesamte Innere Medizin und ihre Grenzgebiete. Jahrgang 23 (Sonderdruck), Heft Nr. 7, 1968.

Kaiser; Mocek (1979)
Kaiser, Wolfram; Mocek, Reinhard: Johann Christian Reil. Leipzig: BSB B. G. Teubner Verlagsgesellschaft, 1979.

Kaiser; Völker (1989)
Kaiser, Wolfram; Völker, Arina: Johann Christian Reil (1759-1813) und seine Zeit. Hallesches Symposium. Wissenschaftspublizistik der MLU Halle-Wittenberg, 1989.

Karenberg (1997)
Karenberg, Axel: Lernen am Bett des Kranken: die frühen Universitätskliniken in Deutschland (1760-1840). Hürtgenwald: Pressler, 1997.

Kathe (1998)
Kathe, Heinz: Die Universität Halle in den ersten fünfzig Jahren ihres Bestehens. In: Speler, Ralf-Torsten (Hrsg.): Die Universität zu Halle und Franckens Stiftungen. Halle: Martin-Luther-Universität Halle-Wittenberg, 1998, S. 11-23.

Kinder et al. (2006)
Kinder, Hermann; Hilgemann, Werner; Hergt, Manfred (Hrsg.): dtv-Atlas Weltgeschichte. Von den Anfängen bis zur Gegenwart. München: Deutscher Taschenbuchverlag GmbH & Co., 2006.

Koch (1965 a)
Koch, Hans-Theodor: Ein Gutachten über die Medizinische Fakultät Halle von Johann Nepomuk Rust aus dem Jahre 1824. In: Zaunick, Rudolph: Acta Historica Leopoldina. Abhandlungen aus dem Archiv für Geschichte der Naturforschung und Medizin der deutschen Akademie der Naturforscher Leopoldina. Beiträge zur Geschichte des Gesundheitswesens der Stadt Halle und der Medizinischen Fakultät der Universität Halle. Leipzig: Johann Ambrosius Barth Verlag, 1965, S. 162-171.

Koch (1965 b)
Koch, Hans-Theodor: Die akademische Laufbahn des halleschen Privatdozenten Dr. Julius Rosenbaum (1807-1874) im Spiegel der Akten. In: Zaunick, Rudolph: Acta Historica Leopoldina. Beiträge zur Geschichte des Gesundheitswesens der Stadt Halle und der Medizinischen Fakultät der Universität Halle. Leipzig: Johann Ambrosius Barth-Verlag, 1965, S. 172-181.

Koch (1965 c)
Koch, Hans-Theodor: Karl August Weinhold (1782-1829) und sein Infibulations-vorschlag (1827). In: Zaunick, Rudolph: Acta Historica Leopoldina. Beiträge zur Geschichte des Gesundheitswesens der Stadt Halle und der Medizinischen Fakultät der Universität Halle. Leipzig: Johann Ambrosius Barth-Verlag, 1965, S. 182-188.

Koch (1967)
Koch, Hans-Theodor: Leben und Werk des halleschen Chirurgen Ernst Blasius (1802-1875). Halle, Univ., Med. Fak., Diss., 1967.

Krosch; Kaiser (1966)
Krosch, Heinz; Kaiser, Wolfram: Das Collegium clinicum in Halle. Zur Entwicklung des klinischen und poliklinischen Unterrichts an den deutschen Universitäten. In: Medizinische Wochenschrift Nr. 20. Heft 7/1966, S. 304-310.

Krukenberg (1817)
Krukenberg, Peter: Eine tödtliche Wasserscheu. In: Horn, Ernst: Archiv für medizinische Erfahrung im Gebiete der praktischen Medizin und Staatsarzneikunde. Berlin: Verlag der Realschulbuchhandlung, 1817.

Krukenberg (1820)
Krukenberg, Peter: Jahrbücher der ambulatorischen Klinik zu Halle. Halle: Curt, 1820.

Krukenberg (1824)
Krukenberg, Peter: Jahrbücher der ambulatorischen Klinik zu Halle. Halle: Curt, 1824.

Kügelgen (1924)
Kügelgen, Wilhelm von: Erinnerungen 1802-1867. Erster Band: Jugenderinnerungen eines alten Mannes 1802-1820. (Hrsg.: Werner, Johannes). Leipzig: Verlag von K. F. Koehler, 1924.

Kwasniewski (1964)
Kwasnieweski, Victor: Die Geschichte der Ratsapotheke in Königslutter am Elm. Königslutter: Lüders-Druck, 1964.

Kwasniewski (1992)
Kwasniewski, Victor: Die Rats-Apotheke in Königslutter am Elm. Bilder und ergänzende Texte zu ihrer Geschichte. Königslutter: Ralph Lüders, 1992.

Mampel (1969)
Mampel, Eberhard: Peter Krukenberg. Mensch und Werk. In: Kaiser, Wolfram; Beierlein, Christine: Im Memoriam Hermann Boerhaave (1668-1738). Wissenschaftliche Beiträge der Martin-Luther-Universität Halle Wittenberg 1969/2 (R10). Halle: Martin-Luther-Universität, 1969, S. 193-198.

Marneros; Pillmann (2005)
Marneros, Andreas; Pillmann, Frank: Das Wort Psychiatrie ... wurde in Halle geboren. Von den Anfängen der deutschen Psychiatrie. Stuttgart, New York: Schattauer, 2005.

Meckel (1817)
Meckel, Johann Friedrich: Berichtigender Nachtrag zu der Apologie des Herrn Dzondi. Halle, 1817.

Mocek (2002)
Mocek, Reinhard: Reil, Johann Christian. In: Engelhardt, Dietrich von (Hrsg.): Biographische Enzyklopädie deutschsprachiger Mediziner. Band 2 (R-Z). München: K. G. Saur, 2002, S. 491.

Müller (2002)
Müller, Ingo W. : Hoffmann, Friedrich. In: Engelhardt, Dietrich von (Hrsg.): Biographische Enzyklopädie deutschsprachiger Mediziner. Band 1 (A-Q). München: K. G. Saur, 2002, S. 290.

Nasse (1816)
Nasse, Christian Friedrich: Von dem Krankenhause zur Bildung angehender Aerzte zu Halle und der damit verbundenen Krankenbesuchs-Anstalt. Halle: Renger, 1816.

Neue deutsche Biographie (1982)
o.V.: Neue Deutsche Biographie. Band 13: Krell – Laren. Berlin: Duncker & Humblot, 1982.

Piechocki (1981)
Piechocki, Werner: „Treueste Freundin und Wohltäterin" – Das soziale Wirken der Emilie Auguste Krukenberg. In: Der Neue Weg Nr. 56 vom 7./8.03.1981, S. 8.

Piechocki (1982)
Piechocki, Werner: Der Anatom Eduard d'Alton (1803-1854). In: Kaiser, Wolfram: Buch und Wissenschaft. Wissenschaftliche Beiträge der Martin-Luther-Universität. Halle: Martin-Luther-Universität, 1982, S. 151-162.

Piechocki (1965)
Piechocki, Werner: Zur Leichenversorgung der halleschen Anatomie im 18. und 19. Jahrhundert. In: Zaunick, Rudolph: Acta Historica Leopoldina. Abhandlungen aus dem Archiv für Geschichte der Naturforschung und Medizin der deutschen Akademie der Naturforscher Leopoldina. Beiträge zur Geschichte des Gesundheitswesens der Stadt Halle und der Medizinischen Fakultät der Universität Halle. Leipzig: Johann Ambrosius Barth Verlag, 1965, S. 67-105.

Pierer (1820)
Pierer, Johann Friedrich (Hrsg.): Allgemeine Medizinische Annalen des neunzehnten Jahrhunderts auf das Jahr 1820. Als Einleitung zu Kritischen Annalen der Medizin als Wissenschaft und als Kunst vom dritten Jahrzehende des neunzehnten Jahrhunderts an. Viertes Heft. April. Leipzig: F. A. Brockhaus, 1820.

Reifferscheid; Weller (1989)
Reifferscheid, Martin; Weller, Siegfried: Chirurgie. 8. Auflage. Stuttgart, New York: Georg Thieme Verlag, 1989.

Rohlfs (1875 a)
Rohlfs, Heinrich: Der alte Heim. In: Geschichte der deutschen Medicin. Die medicinischen Classiker Deutschlands. Erste Abtheilung. Stuttgart: Enke, 1875, S. 480-519.

Rohlfs (1875 b)
Rohlfs, Heinrich: Der Kliniker Peter Krukenberg. In: Geschichte der deutschen Medicin. Die medicinischen Classiker Deutschlands. Erste Abtheilung. Stuttgart: Enke, 1875, S. 520-555.

Rohlfs (1880)
Rohlfs, Heinrich: Kurt Sprengel. In: Geschichte der deutschen Medicin. Die medicinischen Classiker Deutschlands. Zweite Abtheilung. Stuttgart: Enke, 1880, S. 212-279.

Rosenbaum (1847)
Rosenbaum, Julius: Neun Jahre aus dem Leben eines Privatdocenten. Ein Beitrag zur innern Geschichte der medicinischen Fakultät zu Halle. Leipzig: Gebauersche Buchhandlung, 1847.

Runde (1933)
Runde, Christian Gottlieb August: Chronik der Stadt Halle 1750-1835. (Hrsg. Thüringisch-Sächsischer Geschichtsverein, bearbeitet von Weißenborn, B.) Halle: Gebauer-Schwetschke, 1933.

Rust (1824)
Rust, Johann Nepomuk: Kritisches Repertorium für die gesammte Heilkunde. 3. Band. Berlin: G. Reimer, 1824.

Saale-Zeitung (1881)
Saale-Zeitung. Der Bote für das Saalthal. Fünfzehnter Jahrgang, Nr. 22. 20.11.1881.

Schleich (1921)
Schleich, Carl Ludwig: Besonnte Vergangenheit. Berlin: Ernst Rowohlt Verlag, 1921.

Schneck (2002)
Schneck, Peter: Hufeland, Christoph Wilhelm. In: Engelhardt, Dietrich von (Hrsg.): Biographische Enzyklopädie deutschsprachiger Mediziner. Band 1 (A-Q). München: K. G. Saur, 2002, S. 298.

Schrader (1894) Bd.1
Schrader, Wilhelm: Geschichte der Friedrichs-Universität zu Halle. Erster Teil. Berlin: Ferd. Dümmlers Verlagsbuchhandlung, 1894.

Schrader (1894) Bd.2
Schrader, Wilhelm: Geschichte der Friedrichs-Universität zu Halle. Zweiter Teil. Berlin: Ferd. Dümmlers Verlagsbuchhandlung, 1894.

Schultka (1999)
Schultka, Rüdiger: Die Hallesche Anatomie und ihre Sammlungen. Ein Instituts- und Sammlungsführer. Reinbek: LAU-Ausbildungssysteme GmbH Verlag für Medizin und Technik, 1999.

Schultze-Galléra (1920)
Schultze-Galléra, Siegmar: Topographie oder Häuser- und Straßengeschichte der Stadt Halle a. d. Saale. Beschreibung und Geschichte der Strassen, Plätze und Märkte, öffentlicher und privater Gebäude der Stadt von den ältesten Zeiten ab bis zum Jahre 1914. Erster Band. Altstadt. Halle: Druck und Verlag Wilhelm Hendrichs, 1920.

Schultze-Galléra (1923)
Schultze-Galléra, Siegmar: Topographie oder Häuser- und Straßengeschichte der Stadt Halle a. d. Saale. Beschreibung und Geschichte der Strassen, Plätze und Märkte, öffentlicher und privater Gebäude der Stadt von den ältesten Zeiten ab bis zum Jahre 1914. Zweiter Band. Zweite Hälfte. Vorstädte und Stadterweiterungen. Nördlicher Halbkreis. Halle: Druck und Verlag Wilhelm Hendrichs, 1923.

Schultze-Galléra (1924)
Schultze-Galléra, Siegmar: Topographie der Stadt Halle. Geschichte der Straßen, Plätze und Märkte, öffentlichen und privaten Gebäude der Stadt Halle von den ältesten Zeiten bis zum Jahre 1924. Dritter Band (Schlußband). Die Eingemeindungen der Stadt Halle: Giebichenstein – Trotha – Cröllwitz –Gimritz. Halle: Heimatverlag für Schule und Haus, 1924.

Schwarz (2000)
Schwarz, Sabine: Die anatomische Privatsammlung der Anatomenfamilie Meckel unter besonderer Berücksichtigung ihres präparationstechnischen Profils. Halle: Univ., Med. Fak., Diss., 2000.

Speler (1995)
Speler, Ralf-Torsten: Die Kunstsammlung. Insignien, Gelehrtenbilder und Porträt-büsten. Unter besonderer Berücksichtigung der ersten einhundertfünfzig Jahre des Bestehens der Universität Halle. Halle: Zentrale Kustodie Martin-Luther-Universität Halle-Wittenberg, 1995.

Statuten der vereinigten Friedrichs-Universität Halle-Wittenberg (1854)
o.V.: Statuten der koeniglich preussischen vereinigten Friedrichs-Universität Halle-Wittenberg. Halle: Verlag von Otto Hendel, 1854.

Stromeyer (1920)
Stromeyer, Georg Friedrich Louis: Erinnerungen eines deutschen Arztes. Erster Band. Leben und Lernen. Zweite Ausgabe. Hannover: Carl Rümpler, 1920.

Stukenbrock (2001)
Stukenbrock, Karin: Der zerstückte Körper. Zur Sozialgeschichte der anatomischen Sektionen in der frühen Neuzeit (1650-1800). Stuttgart: Franz Steiner Verlag, 2001.

Stukenbrock; Helm (2006)
Stukenbrock, Karin; Helm, Jürgen (Hrsg.): Stadt und Gesundheit. Soziale Fürsorge in Halle vom 18. bis zum 20. Jahrhundert. Halle: Mitteldeutscher Verlag GmbH, 2006.

Tiedemann (1882)
Tiedemann v., o.V.: Die medicinischen Lehrinstitute der Universität Halle a.S. Berlin: Verlag von Ernst und Korn, 1882.

Tietz (2004)
Tietz, Anja: Der Stadtgottesacker in Halle (Saale). Halle: Fliegenkopf-Verlag, 2004.

Veltmann; Zaunstöck (2006)
Veltmann, Claus; Zaunstöck, Holger: Soziabilität, Printmedien und sozialfürsorgerische Praxis in Halle zwischen Siebenjährigem Krieg und Ende des Alten Reiches. In: Stukenbrock, Karin; Helm, Jürgen (Hrsg.): Stadt und Gesundheit. Soziale Fürsorge in Halle vom 18. bis zum 20. Jahrhundert. Halle: Mitteldeutscher Verlag GmbH, 2006, S. 41-63.

Viebig (2002)
Viebig, Michael: Zu Problemen der Leichenversorgung des Anatomischen Instituts der Universität Halle vom 19. bis Mitte des 20. Jahrhunderts. In: Rupieper, Hermann-Josef: Beiträge zur Geschichte der Martin-Luther-Universität Halle-Wittenberg 1502-2002. Halle: mdv Mitteldeutscher Verlag GmbH, 2002, S. 117-146.

Volkert (1999)
Volkert, Frank: Carl Heinrich Dzondi (1770-1835). Halle, Univ., Med. Fak., Diss., 1999.

Vorlesungskatalog der Friedrichs-Universität Halle (Sommersemester 1815)
o.v.: Catalogus praelectionum in Academia Fridericiana Halensi per aestatem anni CI)I)CCXV in a kalendis maiis publice privatimque habendarum. Halae: Io. Christ. Hendelii, 1815.

Vorlesungskatalog der Friedrichs-Universität Halle (Wintersemester 1815/16)
o.v.: Catalogus praelectionum in Academia Fridericiana Halensi per hienem anni CI)I)CCXV inde a die XVI. Octobris publice privatimque habendarum. Halae: Io. Christ. Hendelii, 1815.

Vorlesungskatalog der Friedrichs-Universität Halle-Wittenberg (Sommersemester 1822)
o.V.: Index Lectionum in Academia Fridericiana Halensi et Vitebergensi consociata per aestatem anni CI)I)CCCXXII inde a die XIII. Maii publice privatimque habendarum. Halae: Io. Christ. Hendelii, 1822.

Vorlesungskatalog der Friedrichs-Universität Halle-Wittenberg (Wintersemester 1822/23)
o.V.: Index Lectionum in Academia Fridericiana Halensi et Vitebergensi consociata per hienem anni CI)I)CCCXXII inde a die XI. Octobris publice privatimque habendarum. Halae: Io. Christ. Hendelii, 1822.

Vorlesungskatalog der Friedrichs-Universität Halle-Wittenberg (Sommersemester 1833)
o.V.: Verzeichnis der auf der königl. vereinten Friedrichs-Universität Halle-Wittenberg im Sommer-Halbjahre vom 29. April bis 21. September 1833 zu haltenden Vorlesungen und der öffentlichen akademischen Anstalten. Halle: Gebauersche Buchdruckerei, 1833.

Vorlesungskatalog der Friedrichs-Universität Halle-Wittenberg (Wintersemester 1837/38)
o.V.: Verzeichnis der auf der königl. vereinten Friedrichs-Universität Halle-Wittenberg im Winter-Halbjahre vom 23. October 1837 bis 7. April 1838 zu haltenden Vorlesungen und der öffentlichen akademischen Anstalten. Halle: Gebauersche Buchdruckerei, 1837.

Vorlesungskatalog der Friedrichs-Universität Halle-Wittenberg (Sommersemester 1842)
o.V.: Verzeichnis der auf der königl. vereinten Friedrichs-Universität Halle-Wittenberg im Sommer-Halbjahre vom 18. April bis 17. September 1832 zu haltenden Vorlesungen und der daselbst vorhandenen öffentlichen akademischen Anstalten. Halle: Gebauersche Buchdruckerei, 1842.

Vorlesungskatalog der Friedrichs-Universität Halle-Wittenberg (Wintersemester 1842/43)
o.V.: Verzeichnis der auf der königl. vereinten Friedrichs-Universität Halle-Wittenberg im Winter-Halbjahre vom 24. October 1842 bis 8. April 1843 zu haltenden Vorlesungen und der daselbst vorhandenen öffentlichen akademischen Anstalten. Halle: Gebauersche Buchdruckerei, 1842.

Voswinkel (2002)
Voswinkel, Peter: Basedow, Carl (Adolf) von. In: Engelhardt, Dietrich von (Hrsg.): Biographische Enzyklopädie deutschsprachiger Mediziner. Band 1 (A-Q). München: K. G. Saur, 200, S. 34f.

Wörterbuch medizinischer Fachbegriffe (2007):
o.V.: Duden. Wörterbuch medizinischer Fachbegriffe. 8. Auflage. Mannheim: Bibliographisches Institut & F.A. Brockhaus AG, 2007.

Zwiener (2004)
Zwiener, Sabine: Johann Samuel d'Alton (1803-1854). Leben und Wirken. Halle, Univ., Med. Fak., Diss., 2004.

11.3 Digitale Quellen (mit Datum des letzten Besuchs)

URL: www.antiquemed.com/monaural_stetoscope.htm (07.11.2009)

URL: www.catalogus-professorum-halensis.de/dzondicarlheinrich.html (03.08.2008)

URL: www.catalogus-professorum-halensis.de/rosenbaumjulius.html (03.08.2008)

URL: www.catalogus-professorum-halensis.de/webertheodor.html (03.08.2008)

URL: www.catalogus-professorum-halensis.de/weinholdkarlaugust.html (03.08.2008)

URL: www.klinikum-braunschweig.de/524.0.html (14.02.2013)

URL: www.muenster.org/august/philosophie/woerterb/naturpl.htm (14.02.2013)

URL: www.musoptin.com (23.12.2012)

URL: www.ostfriesichelandschaft.de/obio/detail.php?id=324 (24.10.2009)

URL: www.tu-braunschweig.de/wirueberuns/fakten/puv/Carolinum (11.09.2009)

12 Abbildungsverzeichnis

Abb.1 Porträt Peter Krukenbergs 3
    Lithographie 15,6 x 10,5 cm, SAH Porträtsammlung Signatur A 261
Abb.2 Krukenbergs Unterschrift, 1836 3
    Fotografie; Original in UAH PA 43870 Peter Krukenberg: Promotionsurkunde O.A. Frantz
Abb.3 Marktplatz mit Rats-Apotheke in Königslutter (um ca. 1875) 6
    Fotografie; aus Kwasniewski (1992), S.7
Abb.4 Ernennungsurkunde zum außerordentlichen Professor (22. 12. 1814) 24
    Fotografie; Original in UAH PA 43870 Peter Krukenberg, Nr. 2
Abb.5 Approbationsurkunde (25. März 1815) 25
    Fotografie; Original in UAH PA 43870 Peter Krukenberg, Nr. 4
Abb.6 Peter Krukenberg und Ehefrau Auguste, geb. Reil (um 1860) 27
    Atelier-Aufnahme; aus Kwasniewski (1992), S. 42
Abb.7 Reilsche Villa, zeitgenössische Darstellung 29
    Lithographie nach 1844; aus Kaiser; Piechocki (1968), S. 211
Abb.8 Reilsche Villa, heute 29
    Fotografie des Gebäudes, selbst
Abb.9 Ernennungsurkunde zum Direktor der Ambulatorischen Klinik (06.06.1816) 36
    Fotografie; Original in UAH PA 43870 Peter Krukenberg, Nr. 6
Abb.10 Brüderstraße, zeitgenössische Darstellung 49
    Lithographie; aus Kaiser; Piechocki (1968), S. 211
Abb.11 Brüderstraße Nr. 5, heute 49
    Fotografie des Gebäudes, selbst
Abb.12 Inhaltsverzeichnis Vorlesungsmitschriften Band 3, S. 469 73

Fotografie; Original in Sondersammlungen der ULB Signatur MsA 282 (3)

Abb.13 Krukenberg-Büste 77
Fotografie der Büste, selbst

Abb.14 Ernennungsurkunde zum ordentlichen Professor und Direktor der Medizinischen Klinik, (20.09.1822) 83
Fotografie; Original in UAH PA 43870 Peter Krukenberg, Nr. 9

Abb.15 Schola medicorum halensis, die Königliche Medizinische Klinik am Domplatz (vor 1840) 84
Lithographie; aus Freitag; Ranft (2006) Bd.1, S. 469

Abb.16 Medizinische Klinik ab 1840, zeitgenössische Darstellung 88
Lithographie; aus Eulner (1959 b), S. 134

Abb.17 Grundriss der Medizinischen Klinik ab 1840 89
Fotografie; Original in UAH Rep. 8 Mappe 12, Bl. II

Abb.18 Mitgliedsurkunde Naturforschende Gesellschaft zu Halle (14.12.1822) 144
Fotografie; Original in Sondersammlungen der ULB Signatur MsA 152 (5)

Abb.19 Ernennungsurkunde zum Geheimen Medizinalrat (16.01.1837) . 145
Kopie aus SAH FA 505 Peter Krukenberg, unpag.

Abb.20 Krukenbergs Grabstätte, heute 147
Fotografie des Grabes, selbst

13 Anlagen

13.1 Transkription der Ernennungsurkunde zum außerordentlichen Professor

„Der gute Ruf von Ihrer Geschicklichkeit, Ihrem Fleiße
und Eifer für die Arznei und Wundarznei-Wissenschaft bewegt das Ministerium des Innern
Ihre unterm 19ten d. M. eingereichte Bitte zu erfüllen und Sie hiedurch zum ausserordentlichen
Professor in der medizinischen Fakultät der
Universität zu Halle zu ernennen, unter
Beilegung eines jährlichen Gehaltes von
Achthundert Thalern, das Ihnen vom
1ten Januar 1815 an von dem heute dazu
aufgeforderten Civil Gouvernement des Landes
zwischen Elbe und Weser gezahlt werden soll.
Bei dieser Ernennung wird Ihnen besonders
zur Pflicht gemacht, Vorlesungen über die Therapie zu halten; auch soll Ihnen für jetzt interimistisch bis zur Besetzung der vakanten
ordentlichen Professur der Klinik, die Aufsicht
über das dortige Klinikum anvertraut werden.
Das Ministerium erwartet, dass Sie dem in
Sie gesetzten Vertrauen durch Fleiß und Ordnung in dem neuen Berufe entsprechen werden
und fordert Sie auf, nunmehr bald nach Halle
zu gehen, sich dort zu ... , um für
die Fakultät bald thätig wirken zu können.

Berlin, d. 22. Dezember 1814
Ministerium des Innern
Abtheilung für den Kultus und öffentl. Unterricht
Schuckmann"

13.2 Transkription der Approbationsurkunde

„Da der Doctor der Medicin und Chirurgie Peter Krukenberg, welcher entschlossen ist, sich als ausübender Arzt und Operateur in den Königl. Landen niederzulassen, die Arznei-Wissenschaft und Wundarzneikunst gehörig studiret, auf der Universität zu Goettingen in Doctoren medicinae et chirurgiae promoviret, den anatomischen wie auch chirurgischen und clinischen Cursus mit Beifall verrichtet und in dem examine rigoroso vorzüglich gute Kenntnisse in der Medizin und Chirurgie bewiesen hat: so wird derselbe hiedurch und Kraft dieses als ausübender Arzt und Operateur in den Königlichen Landen demgestalt und also approbirt, dass er, seinem bereits geleisteten Eide gemäß, den Königl. publizierten Medicinal-Edicten allerunterthänigst gehorsamst nachleben und von der Wahl seines jetzigen Etablissements-Orts, wie auch von der jedesmaligen Veränderung desselben die dabei interessirten Physiker gehörig unterrichten müsse.
Berlin den 25ten März 1815
Ministerium des Innern
Schuckmann."

13.3 Transkription der Ernennung zum ordentlichen Professor und Direktor der Medizinischen Klinik

„In Rücksicht auf die Verdienste, welche Sie sich als Lehrer und durch die bisherige provisorische Verwaltung der medicinischen Klinik bei der dortigen Universität erworben haben, hat das Ministerium bei des Königs Majestät darauf angetragen, daß Ihnen eine ordentliche Professur und die Direction des medicinisch-klinischen Instituts mit einer angemessenen Gehaltszulage verliehen werden möge. Auf diesen Antrag haben des Königs Majestät mittelst allerhöchster Kabintsordre vom 7ten d. M. Sie zum ordentlichen Professor in der dortigen medizinischen Fakultät und zum Director des medizinisch-klinischen Instituts in Halle zu ernennen, und Ihnen in dieser Eigenschaft zu Ihrer bisherigen Besoldung von Achthundert Thalern eine Gehaltszulage von Zweihundert Thalern, und zwar schon vom 1ten Januar d. J. an, zu bewilligen geruhet.
Das Ministerium macht Ihnen solches hiedurch mit dem Eröffnen bekannt, daß Ihre förmliche Bestallung Sr. Majestät des Königs zur allerhöchsten Vollziehung vorgelegt werden, und Ihnen demnächst durch den außerordentlichen Regierungs-Bevollmächtigten Herrn Vice-Berghauptmann von Witzleben eingehändigt werden wird.
Berlin den 20sten September 1822.
Ministerium der Geistlichen, Unterrichts- und Medizinal-Angelegenheiten.
Altenstein"

13.4 Transkription der Ernennungsurkunde zum Geheimen Medizinalrat

Wir Friedrich Wilhelm
Von Gottes Gnaden,
König von Preußen,
Thun kund und fügen hiemit zu wissen:
daß Wir den Professor
Dr. Krukenberg in Halle,
wegen seiner Uns angerühmten guten Ei-
geschaften und bisher geleisteten treuen Dienste zum
Geheimen Medicinal-Rathe
zu ernennen geruht haben.
[...]

14 Thesen

1. Nach abgeschlossenem Studium, einer Bildungsreise nach Berlin und einer kurzen Tätigkeit als Soldat und Militärarzt beim Lützowschen Freikorps wurde Peter Krukenberg am 22.12.1814 zum außerordentlichen Professor an der Universität Halle ernannt. Hier waren durch den Weggang mehrerer Professoren und infolge der Wirren der Koalitionskriege eine Professur für Pathologie und Therapie sowie die Direktion der Medizinischen Klinik unbesetzt geblieben.

2. Während des Aufenthalts in Berlin fand Krukenberg Anschluss an Johann Christian Reil (1759-1813) und dessen Familie. Im Mai 1815 heirateten Peter Krukenberg und Auguste Emilie Reil (1793-1881), eine Tochter Johann Christian Reils. Die Ehe blieb kinderlos.

3. Krukenberg hatte zu der Zeit, in der ihn der Ruf an die hallesche Medizinische Fakultät erreichte, noch kein preußisches Staatsexamen abgelegt. Dieses holte er im März 1816 nach und begann seine Tätigkeit als Professor und interimistischer Leiter der Medizinischen Klinik.

4. Etwa ein Jahr nach Übernahme dieser Tätigkeit wurde die vakante ordentliche Professur neu besetzt. Zu Ostern 1816 trat Christian Friedrich Nasse (1778-1851) dieses Amt an und wurde gleichzeitig Direktor der Medizinischen Klinik. Er verließ allerdings schon 1819 die Universität Halle wieder, um einem Ruf nach Bonn zu folgen.

5. Des Amtes des interimistischen Leiters der universitären Medizinischen Klinik enthoben, entwickelte Krukenberg die Idee, eine ambulatorische

Klinik zu eröffnen. Der Zweck dieser Institution lag für ihn darin, die armen Kranken der Stadt medizinisch zu versorgen, Medizinstudenten auch praktisch zu unterrichten und die medizinische Wissenschaft zu fördern. Hintergrund dieser Idee war die zunehmende Zahl von Armen unter der Bevölkerung der Stadt Halle sowie die bisher alleinige theoretische Ausbildung der Studierenden der Medizin. Untergebracht war die neue Klinik in Krukenbergs Privathaus in der Brüderstraße.

6. Die ambulatorische Klinik wurde im Frühjahr 1816 eröffnet. In der Klinik konnten die Armen kostenlos medizinisch versorgt werden, da die Behandlung vorrangig von Medizinstudenten, unter Anleitung, vorgenommen wurde. Diese Idee der Armenbetreuung war in Halle nicht neu, bereits Johann Juncker (1679-1759) betrieb als Collegium clinicum Halense eine ähnlich organisierte Armensprechstunde wie später auch Johann Friedrich Gottlieb Goldhagen (1742-1788) und Johann Christian Reil. Neu allerdings war, dass die Finanzierung zum Teil aus Spendengeldern wohlhabender hallescher Einwohner erfolgte.

7. Fast das gesamte Wirken Krukenbergs bezog sich auf die Versorgung der Kranken und die Ausbildung junger Ärzte und Studenten. Auf Drängen des Ministeriums brachte Krukenberg 1820 und 1824 zwei Bände der „Jahrbücher der ambulatorischen Klinik zu Halle" heraus. Darin wurden neben Entstehung, Einrichtung und Fortgang der Klinik die Zahlen der behandelten Patienten und Krankheiten sowie detaillierte Krankheitsbeschreibungen und Krankengeschichten publiziert. Weiterhin veröffentlichte Krukenberg noch eine Arbeit über „Eine tödtliche Wasserscheu" im Jahr 1817, in welcher der Krankheitsverlauf bei einem an Tollwut erkrankten Mann beschrieben wurde.

8. Nach dem Weggang Nasses 1819 übernahm Krukenberg erneut kommissarisch die Leitung der universitären Medizinischen Klinik. Trotzdem mussten er und der Regierungsbevollmächtigte der Universität über zwei Jahre kämpfen, bis Krukenberg im September 1822 endlich zum ordentlichen Professor und Direktor der Medizinischen Klinik ernannt wurde. Unter seiner Leitung wurden die Medizinische stationäre und die ambulatorische Klinik vereinigt.

9. Im Januar 1840 konnten Krukenberg und seine Klinik in einen Neubau umziehen. Dieser wurde durch die zunehmende Anzahl stationär zu behandelnder Patienten auch nötig. Genehmigt wurde der Neubau allerdings erst, nachdem Krukenberg bekannt gab, einen Ruf an die Universität Göttingen erhalten zu haben. Der Ort des Neubaus erwies sich als Fehlentscheidung, da keine Erweiterungsmöglichkeit der Klinik mehr bestand, so dass in den 1870er und 1880er Jahren als neuer Standort des Klinikumsgeländes die Magdeburger Straße gewählt wurde.

10. Sowohl der klinische Unterricht am Patienten als auch die theoretischen Vorlesungen waren gut organisiert. Dabei fanden aber kaum Überschneidungen dieser beiden Veranstaltungen statt. Theoretische Themen wurden während des klinischen Unterrichts mit Anamnese und körperlicher Untersuchung sowie Diagnosefindung und Therapieplanung kaum angesprochen. Die sehr gut strukturierten Vorlesungen Krukenbergs dagegen behandelten ein breites theoretisches Spektrum auf dem Gebiet der allgemeinen und speziellen Pathologie und Therapie.

11. Ab dem Jahr 1834 hatte Krukenberg im Wechsel mit zwei weiteren Fakultätskollegen jeweils für ein halbes Jahr das Dekanat der

Medizinischen Fakultät zu verwalten. Bis 1855 bekleidete Krukenberg insgesamt fünfzehn Mal dieses Amt und war dabei verantwortlich für die Belange der Fakultät. Die übrigen Professoren der Fakultät waren mit der Dekanatsführung Krukenbergs häufig unzufrieden und beschwerten sich bei ihm.

12. Zu Anfang des neunzehnten Jahrhunderts bestimmten Auseinandersetzungen zwischen einzelnen Mitgliedern der Medizinischen Fakultät das Bild. Auch Krukenberg war in Streitigkeiten mit einigen seiner Kollegen verwickelt. Einerseits gab es Unstimmigkeiten zwischen ihm und den Anatomen, da er Leichenöffnungen vornahm und diese den Anatomen vorbehalten waren. Anderseits gab es Konflikte zwischen Krukenberg und den Chirurgen, da Krukenberg häufig selbst chirurgische Patienten behandelte. Streitigkeiten anderer Kollegen und Beschwerden führten dazu, dass ein Abgesandter aus Berlin nach Halle geschickt wurde, der die Situation an der halleschen Medizinischen Fakultät einschätzen und zu schlichten versuchen sollte.

13. Von den meisten seiner Schüler wurde Krukenberg sehr geachtet. Auch Krukenberg muss die Studenten sehr geschätzt haben, da er 1857 5000 Taler zur Verfügung stellte, von deren Zinsen ein Stipendium für einen bedürftigen, aber auch anständigen und wissenschaftlich gebildeten Studenten gestiftet werden sollte.

Danksagung

Für die Überlassung dieses interessanten, reizvollen und aufschlussreichen Themas möchte ich mich bei Herrn PD Dr. med. Jürgen Helm und Frau Dr. phil. Karin Stukenbrock bedanken. Herr PD Dr. med. Helm begleitete mich hilfreich und engagiert durch die Arbeit und stand mir unterstützend mit zahlreichen Hinweisen und Anregungen zur Seite. Ihm gebührt mein ganz besonderer Dank.

Den Mitarbeiterinnen des Universitätsarchivs der Martin-Luther-Universität Halle-Wittenberg, insbesondere Frau Karin Keller, danke ich herzlich für die intensive Hilfe bei der Recherche, für viele wertvolle Hinweise bezüglich der Auswahl der Archivalien und die aufbauenden Gespräche.

Danken möchte ich auch den Mitarbeitern des Stadtarchivs Halle, v. a. Herrn Dr. Ralf Jacob und Frau Bettina Helling für Beratung bei der Suche nach Archivalien und weiterer Literatur sowie die schnelle Bereitstellung dieser Schriftstücke. Ebenso gilt mein Dank den Mitarbeiterinnen und Mitarbeitern des Geheimen Staatsarchivs Preußischer Kulturbesitz, welche mich im Vorfeld des Besuches ausführlich beraten und mir so die Arbeit im Archiv wesentlich erleichtert haben.

Des Weiteren bedanke ich mich bei Herrn Dr. Ulrich Hunger vom Universitätsarchiv Göttingen, bei Frau Dr. Marita von Cieminski, Leiterin der Sondersammlungen der Universitäts- und Landesbibliothek Halle, bei Herrn Dr. Ralf-Torsten Speler, Kustos der Martin-Luther-Universität, bei Herrn Karsten Eisenmenger, Leiter der Marienbibliothek Halle, bei Herrn Hartmut Bade, Friedhofsverwalter des Nordfriedhofes und Stadtgottesackers Halle und bei den Mitarbeiterinnen und Mitarbeitern des Niedersächsischen Landesarchives/Staatsarchiv Wolfenbüttel und des Landeskirchlichen Archivs Wolfenbüttel.

Mein herzlicher Dank gilt auch meinem Mann Patrick Schröter, der mich bei der formellen Gestaltung unterstützte und mich immer wieder zum Durchhalten animierte. Weiterhin bedanke ich mich bei Regina Schröter, Matthias Deinert und Dr. Regina Skölziger für die Mühe und Sorgfalt des Korrekturlesens und den damit verbundenen Verbesserungshinweisen.

Nicht unerwähnt bleiben soll auch mein ehemaliger Geschichtslehrer, Herr Voigt, der mich mit seiner unvergleichlichen Art des Unterrichts für die Geschichte im Allgemeinen und Biographien im Besonderen begeistert hat.

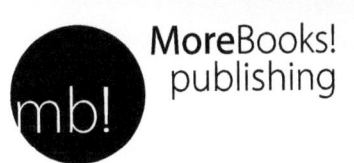

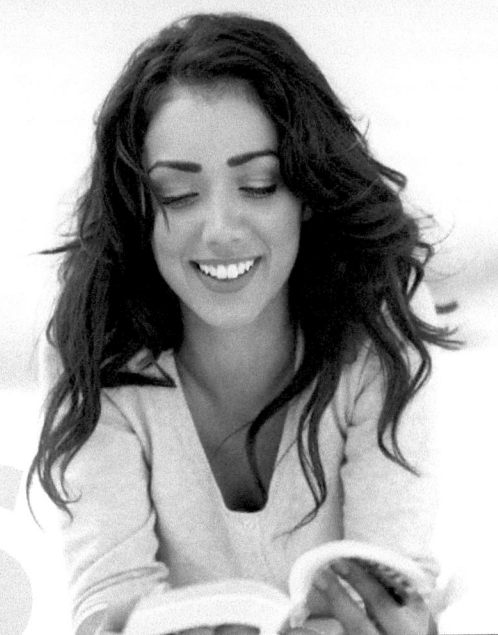

i want morebooks!

Buy your books fast and straightforward online - at one of world's fastest growing online book stores! Environmentally sound due to Print-on-Demand technologies.

Buy your books online at
www.get-morebooks.com

Kaufen Sie Ihre Bücher schnell und unkompliziert online – auf einer der am schnellsten wachsenden Buchhandelsplattformen weltweit! Dank Print-On-Demand umwelt- und ressourcenschonend produziert.

Bücher schneller online kaufen
www.morebooks.de

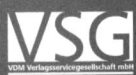

VDM Verlagsservicegesellschaft mbH
Heinrich-Böcking-Str. 6-8
D - 66121 Saarbrücken

Telefon: +49 681 3720 174
Telefax: +49 681 3720 1749

info@vdm-vsg.de
www.vdm-vsg.de

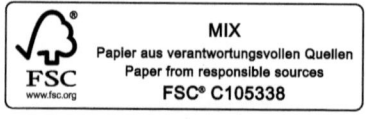

Printed by Books on Demand GmbH, Norderstedt / Germany